남한 의료인과 북한이탈주민의 의료 의사소통

남북한 의료소통을 위한 지침서

김희숙 | 김성해 | 서임선
유수영 | 김지은 | 김옥심
양수경 | 전진용 | 조미경

박영사

추천사

진심으로 축하와 감사를 드립니다. 이 책이 남한 의료진에게 북한이탈주민의 문화적, 언어적 차이를 이해하도록 도와서 원활한 소통과 효과적인 치료를 하는 데 많은 기여를 할 것으로 기대됩니다. 남한 의료인은 이 책을 진료실 옆에 두고 활용할 것을 적극적으로 추천합니다. 또한 보건의료 기반 남북협력사업을 진행할 때 북한 사람의 치료와 돌봄에 이바지할 것으로 기대하며, 저희 재단의 후원으로 이 책을 출간하느라 수고하신 김희숙 교수님 이하 함께 수고하신 모든 분께 박수를 보냅니다.

—배순희(남북보건의료교육재단 이사장)

학자는 두 가지 일을 한다. 첫째는 현실의 문제를 더 현명하게 잘 다룰 수 있는 지혜를 세상에 제시하는 것이다. 둘째는 아직 세상이 생각하지도 못하고 있는 새로운 비전과 꿈을 세상에 제시하는 것이다. 이번에 김희숙 교수님 연구팀이 출간한 이 책은 그 두 가지 일을 동시에 다 하고 있다는 점에서 매우 소중하다. 이미 3만 명 넘게 대한민국에 들어와 있는 북한이탈주민들의 진료에도 의미 있게 사용될 수 있고, 언젠가 남과 북의 의료진이 함께 남과 북 사람들의 생명과 건강을 위하여 일하는 그 꿈을 꾸도록 하기 때문이다.

—전우택(연세대 의학교육학교실 교수, 통일부 정책자문위원)

이제 우리는 3만 명이 넘는 북한이탈주민과 함께 거주하는 시대에 살고 있습니다. 인간의 첫 번째 욕구가 생리적 욕구인 만큼, 인간은 누구나 건강을 추구하는 존재입니다. 이 책은 북한이탈주민이 병원을 찾았을 때 의료용어상의 차이로 서로 의사소통에 어려움을 경험하는 것에 착안하였습니다. 저자들은 이 문제들을 해결하기 위해 다면적으로 접근하였으므로 남한 의료인들이 북한이탈주민들을 진료하거나 간호할 때 좋은 참고 서적이 될 것으로 사료됩니다. 의료 분야에서 공부하는 학생들은 이 책을 교과서로 사용하여 학생 때부터 남북한의 의료소통을 잘 준비하면 좋을 것 같습니다.

— 유숙자(평양과기대 간호대학 설립위원장, 연변과기대 대외간호학부장)

남북 간의 교류 협력이 활발해지는 날에는 서로의 용어에 대한 이해 부족, 문화 및 표현의 차이에 따른 소통의 어려움이 남북을 가로질러 만나게 될 보건 의료인들과 환자들에게 상당한 난맥상을 초래할 수 있다. 이미 우리 안에 온 통일인 북한이탈주민과의 의료소통에 초점을 맞추어 발간된 본 책자는 그래서 한반도 건강공동체 준비의 소중한 일환이다. 진료 현장에서 널리 활용되어 '통즉불통(通卽不痛)', 통하면 아픔이 없다는 말이 현실화하는 소중한 통로가 되길 기대한다.

— 김신곤(통일보건의료학회 이사장, 고려대 통일보건 의학협동과정 주임교수)

70년간의 남북 분단으로 같은 민족끼리 의사소통이 안 된다는 것은 또 하나의 비극입니다. 이번 통일과 간호연구회에서 관련 전문가들과 함께 "남한 의료인과 북한이탈주민의 의료 의사소통" 저서를 발간함으로써 북한이탈주민들과 남한 의료진 사이에서 어려웠던 의사소통의 문제를 해결하고, 의료기관이나 교육기관에서 북한이탈주민들을 돌보는 보건 의료인에게 귀중한 지침서가 될 것으로 생각됩니다. 발간을 진심으로 축하드립니다.

— 성영희(세계기독간호재단 회장)

서 문

전 세계는 코로나19로 건강의 위협을 받고 있으며, 보건안보가 이슈로 떠오르는 상황이다. 따라서 미래에 대처하는 효과적인 소통과 문화적 이해는 각 국가별 협력을 위해서 더욱 부각되고 있다.

이 책은 병원에서 남한 의료인이 북한이탈주민의 진료와 간호를 수행하며, 의료적 대화를 할 때 효과적인 소통을 하기 위해 제작되었다. 남한 의료인은 북한이탈주민의 말을 이해하기 어려워서 소통의 어려움을 겪고 있다. 또한 북한이탈주민도 북한에서 호담당[1] 의사와 무료의료 혜택을 받다가 남한에서 다른 의료시스템과 의료서비스를 받으니 많은 불편함을 호소하고 있다. 남·북한의 언어는 분단 70여 년 동안 여러 변화를 겪어 왔다. 남·북한은 서로 다른 어휘와 어문규범을 가지고 있으며, 남한은 표준어가, 북한은 문화어가 확산되어 사용되어 왔다. 남·북한 언어의 80% 가량이 비슷함에도 불구하고 상호 의사소통에 불편함이 존재하고 있다. 이에 남한의 의료인과 북한이탈주민에 대한 의사소통을 원활히 하기 위한 지침이 필요하여 출판하게 되었다.

이 책에 참여한 저자들은 북한이탈주민 대상의 진료와 교육 및 연구 경력이 있는 간호학, 의학 교수 및 북한출신의 의료인으로 구성하였다. 또한 북한출신의 의료인과 다수의 회의 및 상호검토를 통해서 내용을 확정하고, 남·북한 언어와 의사소통 분야의 전문가에게 자문을 함으로서 내용의 정확성과 질을 확보하고자 노력하였다. 본 책의 내용과 특징은 다음과 같다.

1. 본 책은 내용 면에서 세 가지로 분류된다. 첫째는 남북한 언어의 차이와 북한이탈주민과 의사소통의 이해 및 실제 북한이탈주민과 진료실에서 소

1 북한 내 가가호호에 배정된 의사를 일반적으로 주치의를 뜻한다.

통을 경험한 의료인의 의사소통 실제를 다루었다. 둘째는 상황별 의료소통의 실전으로 병원을 이용하는 북한이탈주민의 진료나 간호 및 병원 이용 시 남한 의료인과의 대화 상황을 3가지 영역으로 구분해 놓은 의료회화이다. 셋째는 남북한 의료용어 비교표이다.

2. 의료회화의 본문은 세 개의 파트로 구성되었다. part Ⅰ은 북한이탈주민의 외래, 병원부서, 입·퇴원, 전원안내에 관한 부분이다. partⅡ는 북한이탈주민이 호소하는 주요 증상을 중심으로 19가지의 의료회화로 구성하였다. 추가로 남북한의 다른 어휘와 의학용어를 비교·제시하여 독자의 이해를 돕도록 하였다. partⅢ에는 환자교육 및 상담으로 식이, 운동, 투약, 수술후 통증관리, 자가관리의 5가지 의료회화를 수록하였다.

3. 남북한 의학용어 비교표는 독자들이 남북한 용어를 쉽게 찾도록 영역을 구분해서 영어, 북한용어, 남한용어 순으로 배열하고, 인체구조의 주요계통별, 진료과별, 치과, 한방과, 약학, 간호학으로 구분하여 용어를 정리하였다.

오랜 노력 끝에 발간된 본 저서가 남한의료인이 북한이탈주민을 진료하거나 간호할 때 참고자료로 활용되고, 남한의 간호보건 의료인을 위한 대학교재로 채택될 수 있기를 바란다. 또한 앞으로 보건의료기반 남북협력사업을 진행할 때 본 교재가 도움이 되길 바라는 바이다.

끝으로, 남한의료인과 북한이탈주민의 의료 의사소통 저서가 나오도록 연구비 지원을 해주신 통일부 산하 (사)남북보건의료교육재단에 감사드리고, 본 책의 출간에 참여하신 저자와 북한용어와 표현의 자문과 감수해주신 위원 및 박영사 출판사에 깊은 감사를 드린다.

2022년 2월
김희숙

저 자

편집위원: 김희숙, 김성해, 서임선, 유수영

저자:

김희숙, 김성해, 서임선, 유수영,
김지은, 김옥심, 양수경, 전진용, 조미경

김희숙(동남보건대학교 간호학과 교수)
김성해(동명대학교 간호학과 교수)
서임선(가톨릭관동대학교 간호학과 교수)
유수영(전주대학교 간호학과 교수)
김지은(더 웰생한방병원 한의사, 전 북한소아과 의사)
김옥심(연세대학교 간호대학 박사과정)
양수경(서울대학교 언어학과 강사)
전진용(울산대학교병원 정신건강의학과 교수)
조미경(충북대학교 간호학과 교수)

감수:

김숙정(고려대학교 민족문화연구원 연구교수, 국어학전공)
전정희(이화여자대학교 간호대학 초빙교수,
(전) 통일부 하나원 간호사무관)
양수경(서울대학교 언어학과 강사, 언어학전공)
최성규(서울시립대학교 객원교수, 국어국문학전공)

차례

Ⅰ. 남북한 언어 차이와 의사소통의 이해

Ⅱ. 상황별 의료소통의 실제

I

남북한 언어 차이와 의사소통의 이해

1

남북한 언어 차이의 주요내용

남한과 북한은 하나의 민족으로 서로 왕래하면서 사용하는 언어가 크게 다르지 않았으나, 6·25전쟁 이후 분단되어 70여 년을 지나면서 정치, 경제, 사회, 문화, 교육 및 의료 등 전 영역에 걸쳐 남북 간의 격차가 발생하였고, 이에 따라 국민들 간의 언어 사용에 있어서도 차이가 더욱 커져서 북한이탈주민이 남한에 정착하는 데 의사소통의 어려움을 빈번히 경험한다고 보고되고 있다. 이에 남북한 언어 차이의 원인과 유형을 이해하는 것이 필요한데, 남한과 북한의 언어 차이가 나는 주요 내용을 요약하면 다음과 같다.

첫째, 남한과 북한에서 사용하는 어휘에 대한 차이이다. 이는 남한에서는 서울말을 기반으로 한 '표준어'가 보급되어 사용된 반면 북한에서는 평양말을 기반으로 한 남한의 표준어에 해당하는 '문화어'라고 하는 서로 다른 어문규범이 보급된 것으로 인한 것이다. 또한 두 국가 간의 정치(민주주의와 사회주의), 경제(자유시장 경제와 계획경제), 문화적인 차이(외래어 사용의 증가와 한자 대신 고유어 사용) 등으로 어휘에 있어 동일하거나 다양한 차이를 보이는 어휘들이 존재한다. 즉 형태와 의미가 같은 어휘, 형태는 같으나 의미가 다른 어휘, 어문규정의 차이로 형태를 다르게 하는 어휘, 남한에만 있는 어휘, 북한에만 있는 어휘 등 다양한 유형의 어휘 차이가 있음을 알 수 있다.

둘째, 뜻은 통하나 표현하는 방법이 다른 화법의 차이가 빈번히 관찰된다. 남한 사람들은 상대방을 배려하거나 매너 있는 표현을 선호하여 돌려서 말하거나 형식적으로 말하는 등의 간접화법을 자주 사용하여 북한 사람들로부터 가식적이라는 느낌을 줄 수 있는 반면, 북한 사람들은 상대방의 말에 대해 이면의 의미를 생각하지 않고 문자 그대로를 받아들이는 측면이 있고 말을 할 때는 순화된 말보다 직접적인 단어를 사용함에 따라 다소 거칠고 공격적인 느낌을 주기도 한다. 또한 북한 사람의 경우 북한이탈주민이라는 불안정한 상황에 놓여 있지만, 자신의 체면을 지키는 것을 중요히 생각하고 상황을 모면하기 위한 답변을 함으로써 사람들에게 불쾌감을 주기도 하며 사과, 감사, 칭찬의 표현을 보다 어색해하는 경향이 있다.

셋째, 남한과 북한의 표기법의 차이가 있다. 남한에서는 '한글 맞춤법'이 1988년 문교부 교시로 제정되었고, 북한에서는 '조선말규범집'이 1988년 발간되었다. 이에 따라 남한과 북한에서 차이를 보이는 대표적인 어문 규정은 두음법칙의 적용 여부와 사이시옷 표기의 차이이다. 남한에서는 두음법칙을 적용하는데, 남한의 표준어에서는 'ㄴ'과 'ㄹ'로 시작하는 한자어가 단어의 첫소리에 나올 때는 'ㄴ'과 'ㄹ'이 탈락하고 'ㅇ' 또는 'ㄴ'으로 발음하고 있으나, 북한에서는 한자어 본음대로 발음하고 적고 있어 두음법칙을 따르지 않는다. 또한 남한 표준어에서는 두 말이 결합하여 합성어가 될 때 뒷말의 첫소리가 된소리로 변하거나 'ㄴ'소리가 덧날 경우 앞말의 받침으로 'ㅅ'을 받쳐 사잇소리 표기를 적용하나 북한 문화어에서는 하지 않기도 한다.

넷째, 의료용어에서 남한과 북한의 용어 차이가 있다. 보건의료 분야는 각 나라의 이념, 보건의료 전달체계, 기술의 발전 등에 따라 서로 다른 양상을 띠며 발전해 왔고 소통이 단절된 채로 70여 년 이상 지나오면서 의료용어에도 많은 차이를 경험하고 있다. 남한의 의학은 일본과 독일을 거쳐 미국의 의학이 집중적으로 도입이 되어 영어 등의 외래어 사용을 빈번히 해 왔고, 북한은 사회주의 국가로서 구소련 사회주의 체계의 보건 의료제도를 차용하면서 러시아식 외래어가 도입되었다. 그 후 남한과 북한 모두 말다듬기 운동을 통해 의학용어를 쉬운 우리말로 교정하려는 노력이 있었으나, 북한식 표현은 토속적인 표현이 더욱 많고 한의학 중심의 의료형태로 한의학 용어를 빈번히 사용한 점이 있으나, 남한의 의학은 전문화되고 세분화된 발전으로 북한과 다르게 양산된 용어도 존재한다.

남북한 언어 차이의 주요내용

구분	의미	예시	
어휘 차이	형태는 같으나 의미가 다르게 사용되는 어휘	동무, 어버이	
	광복 이후 남한에서 외래어 사용의 증가	주스, 포인트 적립, 외래어로 된 물건 이름	
화법 차이	뜻은 통하나 표현 방법에 차이가 있는 표현	[남] 괜찮습니다 머리 아프다	[북] 일 없습니다 골 아프다
	남한에서는 간접화법이 많이 사용되나 북한에서는 직접화법에 익숙함	[남] '밥 한번 먹자', '언제 술 한잔 해요', '나중에 연락할게'	
	사과, 감사, 칭찬 표현의 어색함		
어문 규정 차이	두음법칙 적용의 차이	[남] 여성, 낙관, 노동	[북] 녀성, 락관, 로동
	사이시옷 표기 차이	[남] 깻잎	[북] 깨잎
의료 용어 차이	남한: 일본을 통해 독일 의학의 도입 이후 해방 후 미국의학의 영향을 받음 북한: 구소련 사회주의 체제의 보건의료 제도를 차용하면서 러시아식 외래어 표현의 영향을 받음, 한의학을 중시	[남] 미숙아, 단백질	[북] 달 못찬 아이, 계란소
	한자어 차이	[남] 혼합, 완화, 장폐색증	[북] 혼입, 소퇴, 장불통증
	순우리말 사용에 의한 차이	[남] 가슴앓이, 찌르는 통증	[북] 가슴쓰리기, 자통
	외래어 표기 차이	[남] 바이러스, 컵	[북] 비루스, 고뿌
	맞춤법 차이	[남] 잇몸, 난소, 연하곤란	[북] 이몸, 란소, 연하곤난
	한자 발음 차이	[남] 췌장염, 항문	[북] 취장염, 홍문

출처: 김희숙 외. (2018). 통일과 건강간호. 현문사.

2

북한이탈주민과의 의사소통의 이해

“알아 못 듣겠습니다”

북한이탈주민 진료센터 이용자를 대상으로 한 2007년과 2011년의 의료이용 실태조사 결과 일부 북한이탈주민들은 진료 절차가 어려우며, 의료진과의 의사소통에서 불편을 겪는 것으로 나타났다. 특히 병원 진료를 받는 북한이탈주민 5명 중 1명은 의학용어와 남한의 일상 용어에 익숙하지 않아 의사의 문진 시 의사의 질문에 대답하지 못하거나 의사나 간호사의 설명을 들을 때 이해하지 못한다고 보고한다(신미녀, 2012). 탈북 여성의 의료 이용 경험을 분석한 한 연구에서는 북한이탈주민의 병원 이용 시 소통 어려움의 원인으로 ‘의료용어-질병 이름, 의학 장비의 명칭 등-와 외래어 이해의 어려움’, ‘체제 차이로 인한 개념 부족’, ‘의료진의 빠른 말투’, ‘심리적 위축’을 들고 있다(지상민, 2020).

정확하고 효율적인 진단과 치료를 위해서 의료진과 북한이탈주민의 소통을 가로막는 주된 장애 요인이 무엇인지 파악하고 이를 최소화하려는 노력을 기울일 필요가 있다. 이 글에서는 지금까지 이뤄진 남북한 어휘 비교, 북한이탈주민의 언어 적응에 관한 연구를 토대로 북한이탈주민 환자를 만났을 때의 소통에 대해 살펴보고자 한다.

어떻게 대화하면 될까요?

분단 70여 년 동안 남북은 사회의 근간을 이루는 정치 체제와 경제 제도의 차이로 인해 독자적인 사회와 문화를 형성해 왔다. 북한이탈주민들은 우리와 같은 한국어를 쓰긴 하지만, 한국 사회의 제도와 관행에 대해서는 민주주의, 자본주의 국가에서 온 외국인들보다 더 지식이 부족할 수 있다. 예를 들어 북한이탈주민들은 '야당/여당', '보험', '공채(공개채용)', '마일리지/포인트'라는 단어를 들어도 이에 해당하는 북한어를 떠올리지 못한다. 북한에서는 그 개념조차 없는 단어들이기 때문이다.

북한이탈주민들은 '우리는 말은 알아도 뜻은 모른다'라고 그 답답함을 표현한다. 최근 입국하는 북한이탈주민들은 북한에 있을 때부터 남한의 방송과 영화를 몰래 시청하거나 남한에 먼저 온 가족들을 통해 이곳 소식을 접하면서 과거 입국자들보다는 꽤 많이 알고 들어온다고 하지만, 기본적으로 북한이탈주민들을 '타 문화권에서 온 이주민'으로 생각하는 편이 좋다. 특히 중국 체류 기간이 길지 않은 '직행' 북한이탈주민이나 정착 초기 북한이탈주민의 경우, 사회·문화적인 지식이 더 부족할 수 있으므로 처음부터 '모르는 것이 당연하다'라는 전제 아래 대화해야 한다. '이건 설마 기본인데 다 알겠지?' 어림짐작하고 충분히 자세하게 설명하지 않은 채 넘어가게 되면 나중에 예상치 못한 상황을 맞게 될 수도 있다. 지금부터 의료진으로서 북한이탈주민과 대화할 때 어떤 점에 유의하면 좋을지 구체적인 다섯 가지의 지침으로 정리해 볼 것이다.

1) **남한의 사회·문화에 대한 지식이 필요한 단어들**의 경우, 그 개념조차 모를 수 있다. 잘 알아들을 수 있도록 풀어서 설명한다.

'야당/여당', '공채'처럼 남북한의 사회·문화적 차이가 반영된 단어들은 가장 심각한 소통의 장벽이 된다. 〈표-1〉은 남북한 어휘의 대응을 분류해 놓은 것인데, 이 중에서 '남한 특수어'가 바로 남한의 사회와 문화를 알아야 이해하고 사용 가능한 단어들이다.

남북한 어휘의 대응

분류	설명	예	
		남	북
남북 동형동의어	남북에서 형태와 의미가 동일한 어휘	책상	책상
	남북의 표기법(두음법칙, 사잇소리 등) 차이로 **형태 일부**가 달라진 어휘	노인 예절 나뭇잎 바닷가	로인 례절 나무잎 바다가
남북 이형동의어	같은 의미가 남북에서 서로 **다른 형태**로 나타나는 어휘	에어컨 볼펜 화장실	랭풍기 원주필 위생실
남북 동형이의어	남북 간에 형태는 같으나 **다른 의미나 어감**으로 사용되는 어휘	북 바쁘다: '힘들다'의 뜻도 있음 예 요즘 공부하기가 바쁘다. 늙은이: 비하의 어감 없음 예 늙은이들을 존경하는 것은 우리 인민의 고상한 도덕품성이다.	
남한 특수어※	**남한에만 존재**하는 문물, 현상, 개념 등을 가리키는 어휘 (북한이탈주민에게 낯선 사회·문화적 경험과 관련됨)	야당/여당 교통카드 공채	- - -
북한 특수어	**북한에만 존재**하는 문물, 현상, 개념 등을 가리키는 어휘	- - -	교시 직업동맹 공훈배우

의료용어에는 어떤 남한 특수어들이 있는지 살펴보자. 북한은 의료 체계와 병원 이용 절차가 우리와 상이하다. '예약', 수납', '연대보증인', '원무과' 등 북한에서 접해 보지 못한 경험과 관련된 단어들은 북한이탈주민들에게 그 개념조차 낯설 수 있다. 이런 경우, 단어로만 알려 주지 말고 그 개념을 풀어 설명해 주어야 한다.

2) 단어를 사용할 때 **외래어나 어려운 한자어보다는 고유어, 쉬운 표현**을 선택한다.

북한에는 우리의 표준어에 해당하는 '문화어'가 있다. 이 문화어는 행정, 법률, 방송, 교육 같은 공적 영역에서 사용하기 위해 제정한 규범어로, 평양말 중심으로 만들어졌다. 문화어의 가장 큰 특징 중 하나로 '말다듬기'를 들 수 있는데, 외래어와 한자어를 고유어로 다듬는 데 주안점을 둔 순화 운동이다. 그 결과 한자어와 외래어가 고유어로 다수 대체되고 북한의 일상어와 전문어에 다량의 고유어가 등장하게 된다. 한자어 '환기'를 '공기갈이'로 말다듬기 한 예를 들 수 있다. 북한에서도 외래어와 한자어를 아예 쓰지 않는 것은 아니지만 북한이탈주민들은 고유어에 비해 더 낯설어한다.

① **외래어로 된 단어들**은 **고유어나 한자어로 제시**하고, 만약 없다면 **쉽게 풀어서** 얘기한다.

엘리베이터 → 승강기	박스 → 상자(북: 지함)
스케줄 → 일정/계획	컨디션 → (건강) 상태
앰뷸런스 → 구급차	사인하다 → 서명하다(북: 수표하다)

② **한자어도 북한에서 쓰지 않았던 것들**은 알아듣지 못할 수 있다. **고유어를 쓰거나 쉽게 풀어 준다**.

소장/작은창자 → 작은창자	객담/가래 → 가래
복통 → 배아픔	금식 → 음식을 먹지 못하게 함

3) 내용 전달이 잘 되도록 **말 속도를 너무 빠르지 않게, 중간중간 끊어가며** 얘기한다.

북한이탈주민들은 한국의 병원에서 '어려운 설명'에다 '의료진의 빠른 말투' 때문에 더 알아듣지 못한다고 한다. 남한 토박이들도 병원에 가면 잘 못 알아듣고 이방인이 되는 경험을 종종 하지만, 북한이탈주민들에게는 몇 배 더 어려운 소통 상황일 수 있다. 가급적 빠르지 않게, 중간에 쉼을 두어 가며 설명한다.

4) 설명 후에는 중요 내용에 대해 북한이탈주민이 **잘 이해하였는지 확인**한다.

남한 토박이에 비해 북한이탈주민들은 의료인의 설명을 알아듣지 못했을 때 심리적으로 위축되어 질문하는 것을 꺼리는 경향이 나타난다(지상민, 2020: 128). 다시 설명해 주어도 못 알아들으면 더 창피한 일이라 여겨 아예 질문을 하지 않는 것이다. 이 때문에 질병에 대한 정보, 지시사항 등을 제대로 전달받지 못해 문제가 발생하기도 한다. 다음은 북한이탈주민 사회적응 훈련 시설인 하나원에서 장기간 진료 업무를 담당했던 한 의료진의 에피소드이다.

"한 위장병 환자에게 '내시경 검사를 해야 하니 금식하세요. 밥 먹지 마시고 물도 마시면 안 됩니다'라고 설명했는데 내시경 검사를 한 병원에서 '환자가 두유를 먹었다'라고 불평해 왔어요. 환자에게 물었더니 '말하신 대로 밥하고 물은 안 먹었다'고 항변하더군요. '금식'이라는 말을 못 알아들은 거죠."[2]

이 의료진 역시 "북한이탈주민들은 잘 이해하지 못해도 자존심 때문에 확인하거나 되묻지 않는 경우가 있다"고 지적하면서 "분단 65년 동안 남북한의 언어에도 차이가 벌어졌기 때문에 탈북자와 대화할 때는 자세하게 설명하고 잘 이해했는지 반드시 확인해야 오해가 없다"고 조언한다.

---

2 신석호. "하나원 정신과 의사 전진용 씨의 '탈북자와 사는 법'". 동아일보. 2010년 11월 16일자. https://www.donga.com/news/Society/article/all/20101116/32621959/1

5) **남북한의 화법 차이**로 인해 서로 오해할 수 있음을 기억한다.

2000년대 이후 북한이탈주민들의 입국이 증가하여 남한 토박이들과의 일상적인 의사소통 경험들이 축적되면서 남북한의 화법 차이가 보고되고 있다. 감사하기, 거절하기, 요청하기, 사과하기, 빈말 등에 대한 인식, 사용 빈도, 표현 방식에서 다소 차이를 나타낸다는 것이다. 이를 인지하지 못한 상태에서 북한이탈주민과 소통하게 되면 괜히 불쾌하거나 감정이 상할 수도 있다. 자세한 '남북한의 화법 차이'는 다음과 같다.

남북한의 화법 차이[3]

1) 감사하기

"남한 사람들은 고맙다는 말을 왜 그렇게 많이 합니까?"

상대와의 원만한 관계 유지를 위해 남한에서는 사소한 일에도 감사하는 마음을 표현하는 경향이 있다. 그러나 북한에서는 일상생활에서 '고맙다', '감사하다'라는 말을 자주 사용하지 않는다고 한다. 북한이탈주민들은 이런 남한 사람들을 보며 '왜 이런 것까지 감사하다고 해야 하는 거지?'라고 처음에는 의아해하는 경우가 있다.

2) 거절하기

"돌려서 거절하는 남한 사람들이 솔직하지 못해 보입니다."

남한 사람들은 상대방의 체면을 생각해 분명하게 거절하는 것을 꺼리는 경향이 있다. 거절의 말을 하지 않고 거절할 수밖에 없는 사정만을 말하거나 그냥 미안하다고만 말하기도 하며, 거절의 말을 하더라도 '안 될 것 같다', '어려울 것 같다', '힘들 것 같다'처럼 약하게 거절 의사를 나타내는 경우가 많다.

---

3 본 내용은 2018년 국립국어원에서 발간한 〈남에서는 이런 말 북에서는 저런 뜻: 간추린 남북한 언어 차이〉 중에서 가져온 것이다.

그런데 북한에서는 상대가 오해하지 않도록 분명히 말하는 것을 중요하게 생각한다. '예'와 '아니요'를 확실히 말하는 것이 솔직하고 좋다고 여기는 것이다. 따라서 북한에서는 '안 된다', '싫다', '못 한다'라고 분명히 거절하는 사람들이 남한에 비해 많다. 이렇게 남북한의 거절 표현이 다르다 보니, 서로 오해하고 당황하는 일들이 발생할 수 있다.

상대방이 무언가를 권할 때 사양하는 말로 남한에서는 주로 '괜찮다'를 쓰지만, 북한에서는 '괜찮다'보다는 '일 없다', '됐다'를 많이 사용한다. 북한의 '일 없다'는 남한의 '괜찮다'처럼 정중한 사양의 말인 셈이다.

3) 사과하기

"북한에서 '미안하다', '죄송하다'는 말은 신중하게 해야 합니다."

북한에서는 미안하다고 말하면 잘못에 책임을 져야 한다고 생각하거나 상대방과의 거리감이 느껴진다고 생각하여 남한에 비해 '미안하다'는 말을 쉽게 하지 않는다고 한다. 그러나 남한 사람들은 상대와 불편한 일이 있을 때 상대방의 마음을 달래기 위해 '미안합니다', '죄송합니다'라는 말을 흔히 사용한다. 북한이라면 사과를 안 해도 될 상황에서 사과하는 경우가 많은 것이다. 사과하는 말도 남한에서는 '미안하다', '죄송하다'를 많이 쓰지만, 북한에서는 '미안하다', '잘못했다'는 말을 많이 쓴다.

4) 요청하기

"북한에서 이런 말투는 무례한 표현이 아닙니다."

남한에서 '-시오', '-오', '-라'와 같은 말투는 대화 중에 많이 쓰이는 표현이 아니다. '사진을 찍지 마시오.', '여기에 들어가지 마시오.'와 같은 경고 또는 알림의 글에서 주로 볼 수 있다. 그런데 북한에서는 '책 좀 빌려주시오.', '창문 좀 열라.'처럼 상대에게 무언가를 부탁할 때 '-시오', '-오', '-라'가 자주 사용된다. 남한 사람들은 이런 말을 들으면 나에게 부탁한다기보다 당연한 것을 요구하는 듯한 인상을 받고 불쾌감을 느낄 수 있다.

또 물음형으로 요청의 말을 하는 경우에 북한 사람들은 '지금 가면 안 됩니까?', '볼펜 좀 빌려줄 수 없습니까?'와 같은 부정형 표현을 쓰기도 한다. 이런 표현은 부탁한다기보다는 따지는 듯한 인상을 주어 남한에서는 잘 사용되지 않는데, 이 역시 북한 사람들에게는 정중한 요청 표현이다.

5) 빈말(인간관계를 위해 관습적으로 하는 말)

"'밥 한번 먹자' 해 놓고 왜 연락을 안 합니까?"

북한이탈주민들은 남한에서 관습적으로 사용하는 '술 한잔해요', '밥 한번 먹자', '전화할게'와 같은 빈말의 의미를 잘 알지 못한다. 북한이탈주민들의 경우 이런 말을 곧이듣고 연락을 기다리다 실망하기도 하는데, 나중에서야 이런 말이 약속이 아니라 인간관계를 위해 서로 관습적으로 주고받는 말임을 알게 된다고 한다.

맺음말

'의료 소통'은 의료진과 환자라는 불균형한 힘의 관계 가운데, 생소하고 어려운 전문 용어까지 오가게 되므로 남한 토박이들도 자신도 모르게 작아지는 것을 경험하곤 한다. 북한이탈주민의 경우, 이러한 부담에 남북한의 사회·문화적 차이와 언어적 차이, 차별받고 무시당하지 않을까 하는 두려움까지 떠안은 채 소통에 참여하게 된다. 의료진의 열린 마음과 최대한 눈높이에 맞추어 소통하려는 배려가 필요하다. 무엇보다도 마음 놓고 편하게 질문할 수 있는 분위기를 조성할 수 있다면 가장 좋다. 마지막으로 북한이탈주민으로 불리는 사람들은 북한의 출신 지역과 계층, 남한 거주 기간, 교육 수준, 연령 등에 따라 상당히 다양하고 이질적인 특성을 나타낸다는 사실을 기억하여 특정한 선입견을 갖고 대하는 일이 없도록 해야 할 것이다.

참고문헌

강보선, 양수경(2018). 『남에서는 이런 말 북에서는 저런 뜻: 간추린 남북한 언어 차이』. 국립국어원.

신미녀(2012). 「북한이탈주민을 위한 의료지원 연구」. 동국대 북한학과 박사논문.

지상민(2020). 「북한이탈여성의 의료이용 경험 사례 연구」. 이대 북한학과 석사논문.

신석호. "하나원 정신과 의사 전진용 씨의 '탈북자와 사는 법'". 동아일보. 2010년 11월16일자. https://www.donga.com/news/Society/article/all/20101116/32621959/1.

3

남북한 진료실에서 문화적 차이 적응방안

머리말

국내 입국 북한이탈주민이 늘어나면서 북한이탈주민과 소통하는 일이 많아지게 되었다. 타 영역에서도 마찬가지지만 진료실에서도 북한이탈주민과 소통하는 것에는 많은 어려움이 있다. 필자가 하나원에서 처음 근무를 시작할 때도 이러한 어려움은 있었고 당시에는 북한이탈주민과의 소통은 주로 북한에서 쓰는 단어나 억양 등을 익히면 된다고 생각하였다. 따라서 북한에서 쓰는 단어를 따로 정리해서 소통에 활용했지만, 한계가 있었고 진료를 지속할수록 단어 하나, 문장 하나보다는 이들에 대한 문화를 이해하는 것이 중요하다고 생각하게 되었다.

남북한은 70년간 분단되었고 분단 기간 남북한은 많은 차이가 생기게 되었다. 실제 북한이탈주민들과 이야기해 보면 남한 적응의 어려운 점 중 하나가 언어 문제라고 이야기하고 있다. 하지만 여기서 말하는 언어는 단어나 문장을 넘어선 전반적인 문화적인 차이를 이야기하는 것으로 생각된다. 진료실에서도 역시 이러한 문제가 나타난다. 북한이탈주민들은 남한의 의료시스템에 대해 낯설어하고, 남한 출신 의사와의 의사소통에 많은 어려움을 겪게 된다. 마찬가지로 남한 출신 의료진들도 북한이탈주민 환자를 대할 때 설명이나 의사소통에 많은 어려움을 겪게 된다. 이러한 진료실에서의 소통의 문제는 진단의 어려움, 치료의 어려움 더 나아가서는 진료 접근성의 저하로 이어질 수 있다. 따라서 이러한 문화적 차이를 극복하는 것은 중요하다고 할 수 있다.

여기서는 북한이탈주민들과의 진료 경험을 바탕으로 진료실에서 접할 수 있는 남북한의 문화적 차이를 알아보고 이를 극복하는 방안에 관해 이야기해 보고자 한다.

문화적 차이 적응방안

의료진:	"어떻게 오셨죠?"
환자:	"저는 간이 아파서 왔어요."
의료진:	"간이 안 좋다고 진단받으셨나 봐요? 언제 진단받았죠?"
환자:	"제가 원래 위가 나쁘고 간이 안 좋아요. 명치끝이 콕콕 쏘고…."
의료진:	"그러니까 진단은 안 받으신 건가요?"
환자:	"네."

다음은 북한이탈주민이 남한 의료기관에 방문했을 때 의사와 상담하는 내용의 사례를 들어 본 것이다. 여기서 못 알아듣는 단어는 없지만 서로의 소통에서 어려움을 겪는 것을 알 수 있다. 이처럼 실제 진료 현장에서는 단어뿐만 아니라 문화적인 차이나 이해 부족으로 의사소통의 문제가 많이 생기게 된다. 이 대화에서의 문제점은 다음과 같다.

〈의료진〉

간이 안 좋다는 이야기를 과거에 의료진한테서 들었고 과거력에서 간과 관련된 질환을 진단받았다고 생각함.

〈북한이탈주민〉

간이 있다고 생각하는 부위가 아프고 본인이 생각하기에 간이 안 좋았을 때 나타난다고 생각하는 증상이 있다고 생각함.

위의 예는 실제 필자가 진료하면서 소통에 어려움이 있었던 예를 중심으로 구성한 내용이다. 이러한 내용이 현실에서는 잘 맞지 않는 부분도 있을 수 있지만 여기서는 몇 가지 예를 통해서 이러한 문화적 차이를 조금이라도 극복하는 방법에 대해 이야기해 보고자 한다.

1) 증상표현의 차이

북한이탈주민을 진료하면서 남한 의료진들은 문맥상 이해가 가는 표현이나 문맥상 이해가 잘 안 되더라도 유추할 수 있다고 생각하면 그냥 넘어가는 경우가 있다. 하지만 북한이탈주민을 진료할 때는 증상표현에 대해 다시 한 번 확인하는 것이 필요하다.

〈 잘못된 예 〉	
의료진:	"어떻게 오셨어요?"
환자:	"눈이 깔깔해서 왔어요."
의료진:	"(눈이 아프다는 이야기겠구나) 네, 알겠습니다."
〈 잘된 예 〉	
의료진:	"어떻게 오셨어요?"
환자:	"눈이 깔깔해서 왔어요."
의료진:	"눈이 깔깔하다는 것이 무슨 뜻이죠? 조금 더 자세하게 설명해 주시겠어요?"
환자:	"눈이 피지고 눈 뜨고 있으면 아프고 건조하고 눈물도 잘 나오지 않고."
의료진:	"눈이 피진다는 것은요?"
환자:	"눈에 핏줄이 보인다는 이야기에요."

즉, 환자는 눈이 충혈되는 것을 피진다라고 이야기하고 눈이 건조하다는 것을 눈이 깔깔하다고 이야기한다는 것을 대화를 통해 알 수 있다. 즉 탈북민들이 사용하는 단어를 찾고 많이 익숙해지는 것도 중요하지만 혹시 잘 이해가 안 되거나 증상표현에서 어색한 표현들은 직접 물어보고 증상표현 과정에서 다시 확인하면 조금 더 이해가 쉽고 진료에 도움이 되는 경우가 많이 있다. 다음은 남북한의 문맥상 차이를 보이는 표현의 예이다.

표1. 남북한 문맥상 차이를 보이는 표현

북한	남한
눈이 깔깔하고 피진다	눈이 건조하고 충혈이 되었다
속에서 (음식물이) 올려민다	속에서 (음식물이) 올라온다
병 보러 왔다	진료하러 왔다
일 없다	괜찮다
냉이 있다	소화 기관이 차다. 소화장애가 있다.

출처: 한반도 건강공동체준비(2021), 박영사

이처럼 북한이탈주민의 표현은 정말 다양하다. 필자도 진료 시절 '냉이 있다'라는 표현을 산부인과 질환으로 오인하거나 '음식물이 올려민다'라는 표현이 한국에서는 미식거리거나 신물이 올라오는 등의 표현이라는 것을 대화를 통해 나중에 알게 된 적이 있다. 예를 들면 단어장을 두고 북한이탈주민들의 표현하는 내용을 파악하는 것도 중요하지만 대화를 통해 조금 낯선 표현에 대해서는 시간을 가지고 자세하게 물어보는 것이 중요하다고 할 수 있겠다.

2) 내장기관 중심의 표현

북한이탈주민들은 자신의 증상을 조금 더 직설적으로 표현하고 내장기관 중심으로 표현한다. 즉 북한이탈주민들이 '간이 아프다', '담낭이 아프다'라고 이야기하는 경우 실제 그 내장기관의 문제인 경우도 있지만, 해부학적으로 비슷한 위치에 불편감이 있다거나 또는 그냥 배가 아프다는 의미이기도 하다. 또한 민간에서 알려진 증상들과 특정 내장기관을 연관 지어 증상을 표현하기도 한다. 따라서 진단을 직접 받은 것인지, 단순 증상인지를 확인하는 것이 중요하다. 이러한 원인은 고난의 행군을 비롯한 북한의 의료 환경의 변화에 따른 의료 접근성 저하, 양방과 한방이 혼합된 북한 의료와도 관련이 있다는 것이 필자의 생각이다. 따라서 조금 더 면밀하게 질문하고 진단하는 것이 필요하다.

〈 잘못된 예 〉	
의료진:	"어떻게 오셨죠?"
환자:	"저는 간이 아파서 왔어요."
의료진:	"피검사상 간은 괜찮은데요."
환자:	"저는 간이 계속 아파요."
의료진:	"검사상에는 이상이 없는데…."
〈 잘된 예 〉	
의료진:	"어떻게 오셨죠?"
환자:	"저는 간이 아파서 왔어요."
의료진:	"간이 아프다는 것을 어떻게 아셨죠? 구체적으로 어디가 아프신가요?"
환자:	"명치끝이 콕콕 찌르는 것 같아요"
의료진:	"언제부터 아프기 시작하셨죠?"
환자:	"1년 정도 되었어요."
의료진:	"네… 소화는 잘되시나요?"
환자:	"소화가 안 될 때가 많아요."

이처럼 환자는 간이 아프다고 호소하지만 조금 더 대화를 이어가면 그냥 상복부 통증인 경우가 많고 실제로 간이 안 좋다기보다는 그 부위가 안 좋다는 표현이기도 하다. 이러한 예는 다양하다. 다음의 표는 이에 대한 예이다.

표2. 북한이탈주민이 표현하는 증상 관련 표현

상복부 통증이나 불편감의 다양한 표현	두통이나 어지러움의 다양한 표현
간이 아프다	빈혈이 있다
심장이 아프다	속골이 아프다
췌장이 아프다	뇌타박을 받았다
담낭이 아프다	–

이처럼 북한이탈주민은 다양한 표현을 하지만 실제 그 내장기관의 문제인 경우라기보다 해부학적인 위치의 통증이나 소화장애를 나타내는 경우가 많고 심장이 아픈 경우는 심리적 불안과 연관된 경우도 많아 이에 대한 평가가 필요할 수 있다.

3) 과도한 증상표현과 신체 증상 중심의 표현

북한이탈주민은 증상을 과도하게 호소하거나 만성화되었다고 생각하는 경향이 많이 있다. 이는 북한의 의료 환경의 변화에 따른 결과일 수도 있고 정신건강의 문제와 신체 건강의 문제가 복합되어 발생한 신체화 증상의 표현일 수 있다. 따라서 증상에 대한 문진 시 이러한 점을 고려하여 증상에 대해서는 조금 더 신중한 접근이 필요하다.

〈 잘못된 예 〉	
의료진:	"어떻게 오셨죠?"
환자:	"저는 머리가 아파서 왔어요."
의료진:	"언제부터 아팠죠?"
환자:	"10년 되었어요. 저 아무래도 머리 투시를 해 봐야 할 것 같아요."
의료진:	"10년 동안 계속 아팠나요? "
환자:	"더 되었을 수도 있어요. 제가 뇌타박을 받아서…."
〈 잘된 예 〉	
의료진:	"어떻게 오셨죠?"
환자:	"저는 머리가 아파서 왔어요."
의료진:	"언제부터 아팠죠?"
환자:	"10년 되었어요. 저 아무래도 머리 투시를 해 봐야 할 것 같아요."
의료진:	"투시를 하기 전에 정확하게 증상을 알아야 치료를 할 수 있어요. 10년 동안 매일 똑같이 아팠나요?"
환자:	"좀 덜 할 때도 있고…."
의료진:	"가장 최근에 아픈 것이 더 심해진 것은 얼마나 되었나요?
환자:	"6개월 되었어요."

이처럼 북한이탈주민들은 질병이 만성화되었다고 생각하고 증상에 대해 과도하게 표현하는 데 익숙해 있다. 따라서 정확한 기간이나 최근 통증의 심화 등을 좀 더 자세하게 질문해서 감별하는 것이 필요하다.

4) 남한 의료제도에 대한 이해 부족

북한에서의 의료는 의료 기기의 부족으로 검사에 의존하기보다는 문진, 시진, 촉진, 청진과 같은 고전적인 신체 검진을 통한 진단을 하는 경우가 많다. 하지만 남한은 최신 의료 기기의 도입이 많으며, 의료진들이 의료 환경에 따라 짧은 시간 동안 많은 환자를 보는 것에 익숙하다 보니 신체 검진보다 검사를 내고 결과를 확인하는 것에 익숙하다. 북한이탈주민들은 이러한 의료제도의 변화나 기기 사용에 익숙하지 않아 오해를 할 수 있고 이에 대한 좀 더 자세한 설명이 필요할 수 있다.

〈 잘못된 예 〉	
의료진:	"지난번에 간이 안 좋다고 설명듣고 검사를 받고 싶다고 하셨죠? 검사 설명해 드릴게요. 피검사상과 초음파 검사상 이상은 없어요."
환자:	"저는 계속 아픈데요."
의료진:	"검사상에는 이상이 없어요."
환자:	"청진이나 진단도 안 하고 어찌 아나요?"
의료진:	"지난번 복부 촉진을 하고, 피검사를 진행했어요."
환자:	"그래도 오늘은 진단 안 했잖아요. 그리고 저 계속 아픈데 어떻게 해야 하나요?"
〈 잘된 예 〉	
의료진:	"지난번에 간이 안 좋다고 설명듣고 검사를 받고 싶다고 하셨죠? 검사 설명해 드릴게요. 피검사 상과 초음파 검사상 이상은 없어요."
환자:	"저는 계속 아픈데요."
의료진:	"검사상에는 이상이 없어요."
환자:	"청진이나 진단도 안 하고 어찌 아나요?"

의료진:	"간이 안 좋으면 보통 피검사나 초음파에서 나타나요. 지난번 복부를 만졌을 때 간이 커진 것은 없었고, 다른 이상이 없었어요. 그래서 오늘은 피검사와 초음파 중심으로 설명을 드리려고 해요."
환자:	"네, 그리고 저 계속 아픈데 어떻게 해야 하나요?"
의료진:	"검사 결과가 정상이라고 해서 안 아픈 것은 아니에요, 계속 아프다면 간 말고 다른 원인이 있을 수도 있고 이에 대해서는 치료를 하고 또 다른 검사를 할 수도 있어요."
환자:	"알겠습니다."

이처럼, 북한이탈주민은 검사나 신체 증상에 대한 과도한 관심을 가지며 치료보다는 진단에 집중에서 이야기하는 경우가 많다. 따라서 검사 결과에 대해 자세하게 설명하고 검사 결과가 이상 없어도 통증이나 다른 문제가 생길 수 있다는 것을 안내하는 것이 좋다. 또한 신체화 증상이 의심된다면 그냥 정신건강의학과에 협진을 의뢰하기보다 증상이나 신체화 증상의 의미, 이러한 증상이 정신건강의학과 치료로 도움이 될 수 있다는 것들을 충분히 안내하고 의뢰하는 것이 좋다.

맺음말

지금까지 북한이탈주민들에 대한 문화적 차이와 이를 고려한 의사소통에 대해 알아보았다. 위에 나타난 예 이외에도 의사소통에서 문화적인 차이에 따라 오해가 생기거나 진료실에서 잘못된 정보가 전달될 수 있는 경우는 많을 것이다. 따라서 진료 시에는 단어 하나나 문장 하나를 아는 것도 중요하지만 이들의 표현에 관해 관심을 가지고 조금 더 자세하게 설명하는 것이 필요할 것이다. 북한이탈주민들의 눈높이에 맞는 설명을 하고 조금 더 시간을 투자한다면 이러한 문화적 차이로 인한 소통의 어려움을 극복하는 데 도움이 될 것으로 생각된다.

참고문헌

국립중앙의료원 (2016). 북한이탈주민 병·의원 이용안내서.

박상민, 전정희, 전진용, 전연숙, 정은주, 이영석, 조재희 (2011). 북한이탈주민 지원 실무자를 위한 핸드북. IOM 국제이주기구.

신희영, 이혜원, 안경수, 안형순, 임아영, 전지은, 최소영 (2017). 통일의료-남북한 보건의료 협력과 통합. 서울대학교 출판문화원.

안은미, 송종임. 강현석, 박정준, 유상호, 허봉렬 (2007). 북한이탈주민의 증상표현과 질병 행태: 효과적인 치료적 관계를 형성하기 위하여. 가정의학회지 2007;28:352-358.

전우택 (2007). 사람의 통일 땅의 통일. 연세대학교 출판부.

전우택, 김신곤, 김희숙 외 34인 (2021). 한반도 건강공동체 준비 제2판, 박영사.

하나원 (2009). 하나원 10주년 의료세미나 자료집.

II

상황별 의료소통의 실제

1

외래, 병원부서, 입·퇴원, 전원안내

1 외래 전화 접수

진료과: 외래 접수실
상황: 북한이탈주민이 외래진료 일정을 다른 날로 변경하려고 전화하는 상황

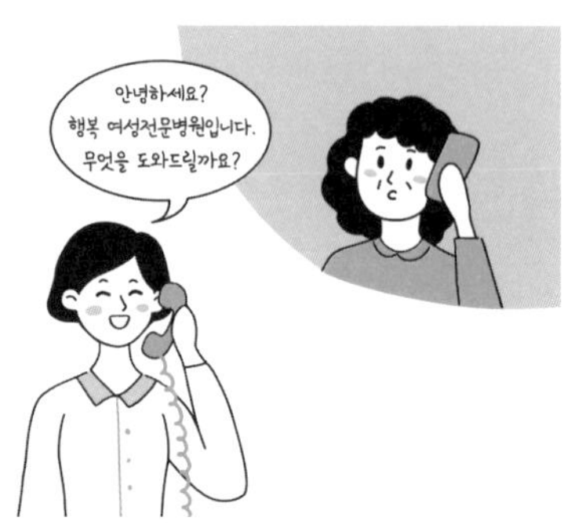

남한 접수직원	안녕하세요? 행복 여성전문병원입니다. 무엇을 도와드릴까요?
북한이탈주민 환자	네, 김영희 의사 선생님을 좀 바꿔 줄 수 없겠습니까?
남한 접수직원	실례지만 누구신지 여쭈어도 될까요?
북한이탈주민 환자	저는 김영자라고 합니다. 오늘 오후 2시에 진료 예약했는데, 물어볼 것이 있습니다.
남한 접수직원	현재 진료 중이라서 연결이 어렵겠습니다. 2시에 오시면 진료실에서 보실 수 있으리라 생각됩니다. 더 궁금하신 것이 있을까요?
북한이탈주민 환자	다른 날에 병을 볼 수(남 진료받을 수) 있습니까?
남한 접수직원	네, 편하신 날짜를 다시 알려 주시면 예약 일정을 변경해 드리겠습니다.
북한이탈주민 환자	고맙습니다.

남북어휘 비교

남한말	북한말
진료받다	병을 보다

2 외래 전화 응답 후 메모 남김

진료과: 외래 접수실
상황: 전화를 하였으나 진료의가 부재중이라서 쪽지를 남김

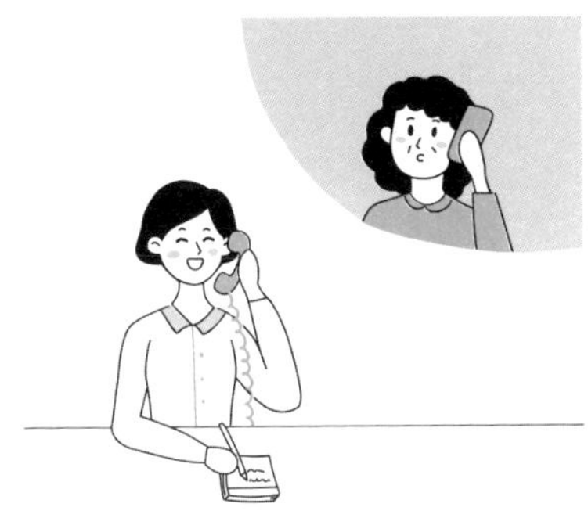

남한 접수직원	안녕하세요? 행복 여성전문병원입니다. 무엇을 도와드릴까요?
북한이탈주민 환자	네, 김영희 의사 선생님하고 통화가 가능한가요?
남한 접수직원	실례지만 누구시라고 전해드릴까요?
북한이탈주민 환자	저는 김영자 환자입니다. 오늘 오후 2시에 병을 보기로 했는데, 문의할 것이 있습니다.
남한 접수직원	잠깐만 기다려 주세요. 지금 진료실에 계시는지 확인해 보겠습니다.
북한이탈주민 환자	감사합니다.
남한 접수직원	김영자 환자분, 김영희 의사 선생님은 지금 자리에 안 계십니다. 전할 말씀이나 연락처를 주시면 메모(북 쪽지, 기록)를 남겨 두겠습니다.
북한이탈주민 환자	네, 222-3456로 전화 부탁한다고 전해 주세요.
남한 접수직원	네, 그렇게 하겠습니다.
북한이탈주민 환자	예, 고맙습니다.

남북어휘 비교

남한말	북한말
메모	(쪽지) 기록

3 전화 응답 후 해당부서 연결

진료과: 외래 접수실
상황: 응급실 전화번호 안내하고 해당부서 연결함

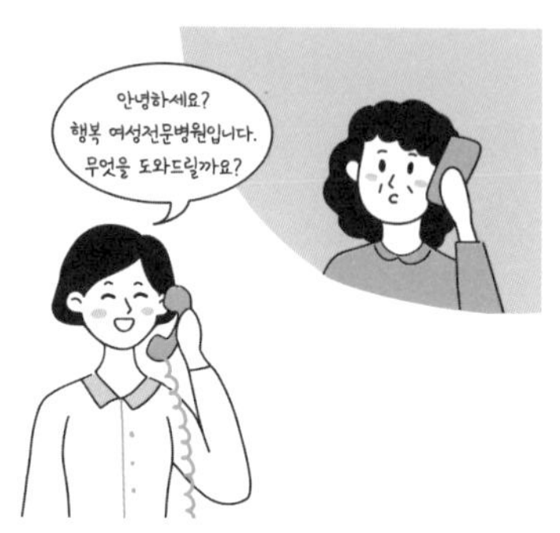

남한 접수직원 안녕하세요? 행복 여성전문병원입니다. 무엇을 도와드릴까요?

북한이탈주민 환자 네, 구급실(남 응급실) 전화번호가 몇 번입니까?

남한 접수직원 네, 222-3456입니다. 제가 바로 연결해 드리겠습니다.

북한이탈주민 환자 네, 그런데 병원 진료시간이 언제입니까?

남한 접수직원 일반 외래 진료 시간은 오전 9시부터 오후 7시까지입니다. 오후 1시부터 2시는 점심시간입니다. 응급실로 전화 연결해 드리겠습니다.

북한이탈주민 환자 고맙습니다.

남북어휘 비교

남한말	북한말
응급실	수급실/웅급실

병원 진료과, 직종, 병원 구분

분류	남한용어	북한용어	기타
진료과	내분비과	물질대사과	
직종	–	호담당의사	북한은 당에서 마을별로 담당의사를 정함
	의사	의사(1-6급)	일반의/인턴/레지던트/전문의
	응급구조사, EMT(Emergency Medical Technician)	구급의사	
	주치의	담당선생님, 단골의사	
	진단검사의학과 전문의	실험의사	
	방사선사	렌트겐의사	영상의학과 전문의
	전공의	조수1, 조수2	수술에 참여하는 전공의
	치과	구강과, 치과	
	치과의사	구강과의사, 치과의사	
	치과 위생사, 치위생사	구강과 간호사, 치과간호사	
	조산사, 산파	조산사, 조산원	
	간호사	간호원	
	수간호사, 파트장, Unit Manager	간호과장, 간호장	
	소독간호사	기계수	
	약사	약국의사	
		약제사+조제사	
		신약제사(약제사)	
	한약사	고려약제사	
	치기공사	구강보철사	
	간병인	간병원	
	영상의학과	렌트겐과	
	통증의학과 도수치료	수기치료과, 수법치료과	
	–	난치나이치료과	여러 가지 난치병을 낫게 하는 분야
	언어병리학자	–	
	작업치료사	–	
	–	감탕치료과	
	–	기치료과	

직종	척추지압사	수기치료 의사, 수법치료 의사	
	영양사	-	
	환자이동 담당자, 이송원	-	
병원	정신병원	49호 병원	
	정신건강의학과	49호 예방과	

- : 각 용어에 대응하는 용어가 없음을 의미함.

TIP

- 전문의: 북한에는 전문의 용어가 없다. '전문의사'라는 용어가 있지만 남한에서 사용되는 전문의와는 의미에 차이가 있다. 북한에서는 수련의 과정 없이 졸업 후 바로 각종 병원의 전문과에 배치된다. 북한의 '전문의사'는 의학대학 졸업 시험을 치르고 의사 자격을 받는 사람으로 알려져 있다.
- 정형외과: 북한은 남한의 '정형외과(뼈와 근육치료)'와 '성형외과(외모 치료)'를 포함한다.
- 비뇨기과: 북한은 비뇨기과 내과, 외과로 구분된다.
- 감탕 치료과: 뜨거운(42g 정도) 진흙을 환부에 도포하여 치료하는 감탕찜질이나 진흙 목욕으로 치료를 하는 곳으로 외상 후유증, 수술 후유증, 신경계통 질환 및 산후 후유증에 유효하다고 한다.
- 기치료과: 경락의 해당 혈을 중심으로 침을 놓거나 부항을 뜨고 기로 자극을 주는 치료법이며, 기공 요법이 정식 치료법으로 시행되고 있다.
- 난치 나이 치료과: 암이나 당뇨병 등 난치병을 치료하는 데 붙여진 이름으로, 약물을 직접 환부에 주사한 후 부황, 침, 뜸으로 치료하기도 하는데 민간의학을 과학화하여 치료하는 것이다. 이는 특히 소화기 계통 치료에 효과가 높다.
- 수기치료과: 주로 마비 환자·중풍·노인성 질환 등의 재활치료에 해당하는 것으로 맨손으로 치료한다는 의미로 수기라는 용어가 사용된 것이다. 안마·지압·관절운동·척주교정 등을 활용하여 손으로 치료하는 곳이다.

외래 진료 후 입원

진료과: 심장 내과　　　　　　　　　　**환자 질환:** 허혈성 심질환
상황: 허혈성 심질환으로 입원하여 심혈관 조영술을 시행해야 하는 상황

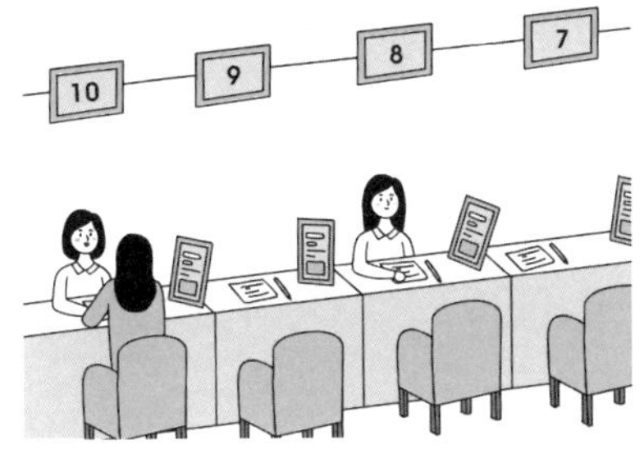

원무과

북한이탈주민 환자　안녕하십니까? 오늘 병실에 들어가려고 왔습니다. 어디로 가야 합니까?

남한 원무과 직원　어느 과, 어느 교수님 진료를 보셨나요? 진료번호를 주시겠어요?

북한이탈주민 환자　순환기 내과 김 교수님에게 병을 보았고(남 진료를 받았고), 오늘 입원하라고 련락(남 연락)을 받았습니다. 진료 카드는 여기 있습니다.

남한 원무과 직원　네, 확인해 보니 입원 결정이 되어 있습니다. 입원수속 창구(북 입원 접수과)에서 입원수속(북 입원접수)을 진행하시면 됩니다.

북한이탈주민 환자　입원접수과(남 입원수속 창구)는 어디에 있습니까?

남한 원무과 직원　왼쪽으로 보시면 입원수속 창구라고 1번부터 10번까지 번호가 적혀 있지요? 그쪽에서 입원수속을 하시면 됩니다.

입원수속 창구

북한이탈주민 환자　입원접수과(남 입원수속 창구)입니까? 입원접수(남 입원수속) 왔습니다. 진료 카드는 여기에 있습니다.

남한 원무과 직원　입원약정서를 잘 읽어 보신 후 작성해 주세요. 연대보증[4]인은 가족이나 친지 중 세대주 또는 직장인으로 써 주세요. 입원수속이 되면 입원안내문(북 입원실 생활준칙 안내), 환자식별용 팔찌(북 등록 정형 팔찌), 입원 파일(북 병력서), 보호자 출입증을 줍니다.

남북어휘 비교: 외래진료 관련

남한말	북한말
심혈관조영술	심장검사
연락	련락
원무과	접수구, 경리과
입원수속창구	입원접수과
입원수속	입원접수
입원안내문	입원실 생활준칙 안내
입원 파일	병력서
진료를 보다	병을 보다
허혈성 심질환	허혈성 심장병
환자식별용 팔찌	등록 정형팔찌

4　'연대보증'이란 보증인이 주 채무자와 연대해 채무를 부담함으로써 주채무의 이행을 담보하는 보증 채무를 말한다. 연대보증은 채권의 담보를 목적으로 하는 점에서 단순 보증과 같으나 보증인에게 최고·검색의 항변권이 없으므로 채권자의 권리 담보가 보다 확실하여 실제 거래에서는 보증을 세워야 하는 대부분의 경우 연대보증이 이용된다. 이 중 '최고·검색의 항변권'이란 채권자가 보증인에게 채무의 이행을 청구할 경우 보증인이 주 채무자의 변제 자력이 있는 사실 및 그 집행이 쉽다는 것을 증명하여 먼저 주 채무자에게 청구할 것과 그 재산에 대해 집행할 것을 항변할 수 있는 권리를 말한다(「민법」 제437조 본문).

당일 입원

진료과: 신장내과 **환자 질환:** 만성 신질환

상황: 만성 신질환 환자로 혈전제거술을 위해 당일 입원이 필요한 상황

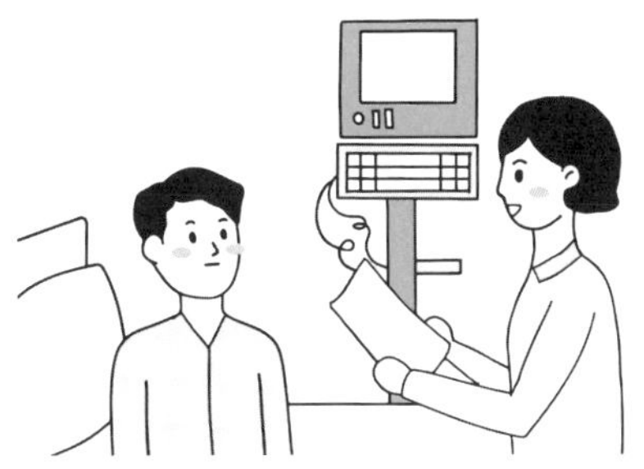

원무과

북한이탈주민 환자 오늘 투석하려고 다니던 병원에 갔는데, 피줄(남 혈관)이 막혔다고 큰 병원 가라고 해서 왔습니다.

남한 원무과 직원 먼저 신장내과 진료를 봐야 해요. 주치의(북 담당 선생님)가 입원하라고 하면 원무과(북 접수구)로 다시 오세요.

진료과

북한이탈주민 환자 입원해야 합니까?

남한 의료진 네, 입원이 필요해요. 당일로 입원 수속하고 혈관 조영실에서 혈관조영술(북 혈관투시)을 하게 될 거예요. 투석 혈관 통로(북 투석 피줄)에 있는 혈전(북 피덩이)을 제거하신 후 혈액투석[5]을 하시고 퇴원하게 될 거예요.

북한이탈주민 환자 입원수속(북 입원절차)은 어디서 합니까? 오늘 투석하는 날인데 투석을 할 수 있어서 다행입니다. 그런데 혈전제거술(북 피덩이제거술) 후에 바로 투석이 가능합니까?

---

5 '혈액투석'은 의료행위이고, '인공콩팥'은 의료장치이므로 서로 다른 개념이다. 북한이탈주민은 '투석'이라는 말을 알아듣지 못할 수도 있다. 조선말대사전에는 '투석' 대신 '스밈가르기'라는 단어가 있다.

남한 의료진 입원수속은 왼쪽으로 가시면 1번부터 10번까지 입원수속 창구가 있어요. 혈전제거술 후, 바로 투석실로 가서 투석하게 될 거예요.

원무과

북한이탈주민 환자 비뇨기 내과(남 신장내과) 담당 교수님이 당일 입원하라고 하셔서 수속하러 왔어요.

남한 원무과 직원 진료카드를 주시고, 입원약정서(북 입원의뢰서)를 상세히 읽어 보신 후 작성하십시오. 입원안내문(북 입원실 생활준칙 안내), 환자식별용 팔찌(북 등록 정형 팔찌), 입원 파일(북 병력서), 보호자 출입증을 드리겠습니다.

북한이탈주민 환자 입원 병동은 어디죠?

남한 원무과 직원 병실은 8층 5병동이에요. 병동 간호사실로 가서 안내받으세요.

북한이탈주민 환자 예, 고마워요.

병실

남한 의료진 지금부터 금식하셔야[6] 해요. 혈관조영술 검사를 위해 수액(북 링게르)을 드릴게요. 혈관조영술 치료 끝나면 바로 혈액투석실로 인계해서 투석할 수 있게 해드릴게요. 혹시 다른 병원에서 투석 관련 정보를 가져오셨나요?

북한이탈주민 환자 예, 여기 있습니다.

남한 의료진 혈관조영실에서 연락(북 련락)오면 내려가시겠습니다. 계란(북 닭알)이나 조영제 등에 알레르기가 있나요?

북한이탈주민 환자 아니요, 일 없습니다(남 괜찮습니다).

---

6 '금식'이란 구강으로의 모든 섭취를 제한하는 것이다(알기 쉬운 의학용어 풀이집 제3판). '금식'도 북한의 조선말대사전에 실려 있는 단어이나, 일반 북한이탈주민 중에는 몇몇 한자어를 못 알아듣는 경우가 있다.

남북어휘 비교: 입원수속 관련

남한말	북한말
계란	닭알
괜찮습니다	일 없습니다
금식하다	굶다
부신	콩팥웃선
수속	절차
수액	링게르
신부전	콩팥부전
신장, 콩팥	콩팥
신장염	콩팥염
신질환	콩팥병
연락	련락
이뇨제	오줌내기약, 리뇨제
주치의	담당선생님, 단골의사
혈뇨	피오줌
혈관	피줄
혈관조영술	피줄투시
혈액투석	인공콩팥
혈전	혈전, 피덩이
혈전제거술	피덩이제거술

영상의학과 검사

진료과: 영상의학과 **환자 질환:** 간경화

상황: 간 초음파 검사를 위해 영상의학과 방문이 필요한 상황

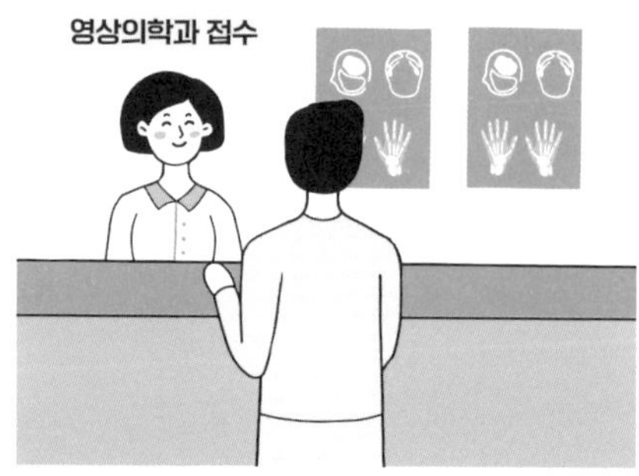

안내

북한이탈주민 환자 안녕하십니까? 오늘 간 초음파 검사를 하러 왔습니다. 어디로 가야 합니까?

남한 접수직원 네, 간 초음파는 영상의학과(북 렌트겐과)에서 검사해요. 영상의학과는 여기서 오른쪽으로 가시면 내과 외래라고 쓰여 있는 것 보이시죠? 그쪽으로 가면 돼요. 영상의학과 표지판이 보이면 안쪽으로 들어가세요. 영상의학과 접수창구가 보이면 접수창구 직원에게 환자의 진료번호와 이름을 알려주시면 안내해 주실 거예요.

영상의학과

북한이탈주민 환자 오늘 간 초음파 검사 전 무엇을 조심해야 합니까?

남한 의료진 음식물을 드시면 안 돼요. 음식물 때문에 장 운동(북 밸 운동)으로 인해 정확한 검사가 어려울 수 있어요. 검사 전 8시간 이상 음식이나 물을 먹지 말아야 합니다.

북한이탈주민 환자 간 초음파 검사는 무엇입니까?

남한 의료진	간 초음파 검사는 인체에 해가 없는 음파를 간에 투사하는(북 비추는) 검사예요. 우리 몸은 다른 조직으로 되어 있어요. 그래서 조직 간의 밀도 차이가 있는데, 음파를 투사해서(북 비춰서) 돌아오는 파장으로 그 조직의 크기와 상태를 알 수 있어요. 검사할 때 조심해야 할 것을 말씀드릴게요. 의료진의 지시에 따라 호흡 조절이 필요해요. 간 초음파 검사는 간암이나 담석(북 열돌), 복수(북 배물)[7]가 있는지 등을 알 수 있어요. 간 초음파 검사를 하면서 간에 혹이 있으면 조직검사[8]를 할 수 있어요. 또 복수나 간에 있는 농양(북 고름집)을 빼낼 수 있어요.
북한이탈주민 환자	저는 간 초음파 검사를 왜 하는 건가요? 꼭 해야 합니까?
남한 의료진	환자분의 경우 간경화가 있어 복수(북 배물) 양을 파악하거나 복수천자(북 배물 찌르기)를 할 수 있어요.

남북어휘 비교

남한말	북한말
농양	고름, 고름집, 농양
담낭염	열주머니염
담도조영술	담도 렌트겐검사
담석	열돌, 담석
담석증, 담낭결석증	열돌증, 담석증
담즙, 쓸개즙	열물
복수	배물, 복수
복수 천자	배 안 찌르기, 배물 찌르기
쓸개, 담낭	열, 열주머니
엑스레이 (X-ray)	렌트겐 선
영상의학과	렌트겐과, 렌트겐실
장 운동	장 운동, 밸 운동

7 '복수'는 배 속의 공간인 복강에 액체가 차는 것을 말한다(알기 쉬운 의학용어 풀이집 제3판).

8 '조직검사'는 진단 검사를 위해 우리 몸의 일부 또는 장기의 일부 조직을 채취하는 것을 말한다(알기 쉬운 의학용어 풀이집 제3판).

7 응급실 검사

진료과: 신경과 **환자 질환:** 뇌졸중

상황: 북한이탈주민이 갑자기 말을 잘하지 못하거나 남의 말을 이해하지 못하여 응급실로 입원한 상황

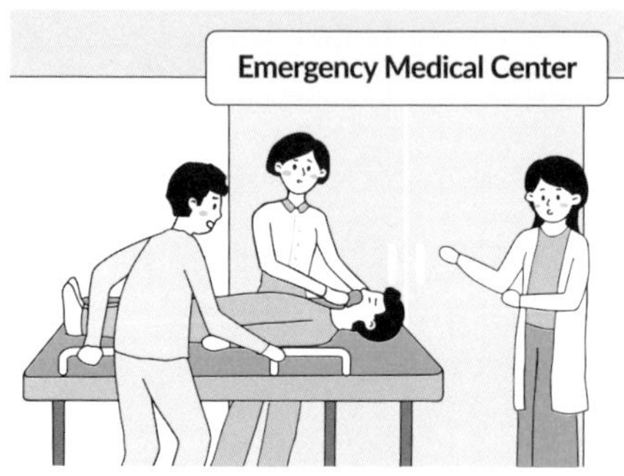

응급실

북한이탈주민 보호자 안녕하세요? 우리 세대주(남 남편[9])가 오늘 아침부터 갑자기 말을 더듬어서 위생차(남 구급차)로 구급실(남 응급실)로 왔습니다.

남한 의료진 갑자기 말을 잘하지 못하는 것 외에 다른 증상은 없나요?

북한이탈주민 보호자 얼굴에 감각이 없고, 오른쪽 손이 자리고(남 저리고) 가끔 손에 자개 바람이 듭니다(남 쥐가 나요). 손발이 마음대로 조절되지 않고 기분 없습니다(남 기운이 없어요). 그래서 걸을 때 자꾸 한쪽으로 쏠려 넘어집니다.

남한 의료진 전에도 이런 증상이 있었나요?

북한이탈주민 보호자 네, 스트레스를 받으면, 밤을 패고(남 밤을 새고), 다음 날 말더듬증이 있기도 했습니다.

남한 의료진 예전에 병을 진단(북 검병)받거나 치료받은(북 병을 본) 적이 있나요?

9 '남편'도 북한의 『조선말대사전』에 실려 있으나, 일상 대화에서는 '세대주'를 많이 쓴다.

북한이탈주민 보호자	가슴이 빠개지듯[10] 통세나서(남 통증이 있어서) 병 봤어요(남 치료 받았어요). 그때 심근경색증이라고 간이치료를 받은 적이 있습니다. 순환기내과(남 순환기내과, 심장내과)에서 피검사(남 혈액검사)를 받고 병 보면서(남 치료 받으면서) 행혈약(남 혈액순환제), 피엉기기(남 혈액응고)를 못하게 하는 약을 먹고 있습니다.
남한 의료진	우선 신경과 검사인 간이 뇌졸중 검사[11]를 해 볼게요.

뇌졸중 검사 후

북한이탈주민 보호자	일 없습니까? (남 괜찮습니까?)
남한 의료진	뇌졸중이 의심되네요. 원인을 파악하기 위해서 좀 더 정밀한 검사를 해 봐야 할 것 같아요.
북한이탈주민 보호자	뇌졸중이 뭡니까?
남한 의료진	뇌졸중이란 뇌(북 뇌, 뇌수) 일부분에 혈액(북 피)을 공급하는 혈관(북 피줄)이 막히거나 터져서 손상된 것을 뜻합니다. 뇌졸중은 뇌혈관 질환, 뇌경색 또는 흔히 '중풍'이라고도 해요.
북한이탈주민 보호자	그럼, 어떤 검사를 더 해야 합니까?
남한 의료진	정확한 원인을 파악하기 위해서는 CT 촬영(북 콤퓨터 단층촬영), 자기공명영상(MRI) 등의 검사를 해요. 검사에서 뇌실질의 상태를 보고, 필요할 경우 뇌 혈류 흐름 상태를 보기 위해 뇌혈관 조영검사 등을 추가로 시행할 수 있어요.

---

10 '빠개지다'는 남한의 『표준국어대사전』에도 실려 있는 말로, '쪼개지다'를 뜻한다. 그러나 남한의 의료진이 이를 못 알아들어 소통이 어려웠다는 보고가 있다.

11 '뇌졸중'은 뇌혈류 이상에 의해, 뇌에 혈류 공급이 부족하여 유발되는 갑작스러운 이상으로 뇌혈관이 막혀서 발생하는 허혈 뇌혈관병과 뇌혈관이 파열되어 발생하는 출혈성 뇌혈관병으로 구분된다(알기쉬운 의학용어 풀이집 제3판). '뇌졸중'도 북한의 『조선말대사전』에 실려 있는 말이지만, 이를 못 알아들으면 쉬운 말로 설명해야 한다.

남북어휘 비교

남한말	북한말
괜찮다	일 없다, 괜찮다
간질, 뇌전증	간질병, 달기병, 닭지랄병, 뇌전간
구급차	위생차, 구급차, 구급위생차
기분이 나쁘다, 의욕이 없다, 기운없다	기분이 없다
남편, 바깥양반	남편, 세대주, 신랑, 바깥량반
뇌	뇌, 뇌수
뇌졸중, 뇌혈관 질환, 중풍	뇌졸중, 뇌피줄장애, 중풍
무기력하다	무맥하다, 무기력하다
실어증	말잃기증
CT 촬영	콤퓨터 단층촬영
응급실	구급실, 응급실
밤을 새다, 잠을 못 자다	밤을 패다
저리다	자리다,[12] 저리다
쥐 나다	자개바람[13]이 나다, 쥐가 일다/오르다, 쥐 나다
진단	검병, 진단
치료받다, 진료받다	병 보다, 치료받다
통증이 있다	통세나다[14]
혈관	피줄, 혈관
혈액	피, 혈액
혈액순환제	행혈약
혈액응고	피엉기기, 피응고, 혈액응고

12 남한 『표준국어대사전』과 북한 『조선말대사전』에 모두 '자리다'와 '저리다' 둘 다 실려 있으나, 남한의 일상 대화에서 '자리다'는 잘 쓰이지 않는다.

13 '자개바람'은 남한의 『표준국어대사전』에도 '쥐가 나서 근육이 곧아지는 증세'라는 뜻으로 실려 있는 말이지만, 실생활에서는 거의 쓰이지 않는다.

14 남한 『표준국어대사전』에도 '통세'가 '병의 아픈 형세'라는 뜻으로 실려 있으나, 일상 대화에서는 거의 쓰이지 않는다.

8

퇴원준비

진료과: 외과 **환자 질환:** 유방암

상황: 병동에서 퇴원수속을 받는 상황

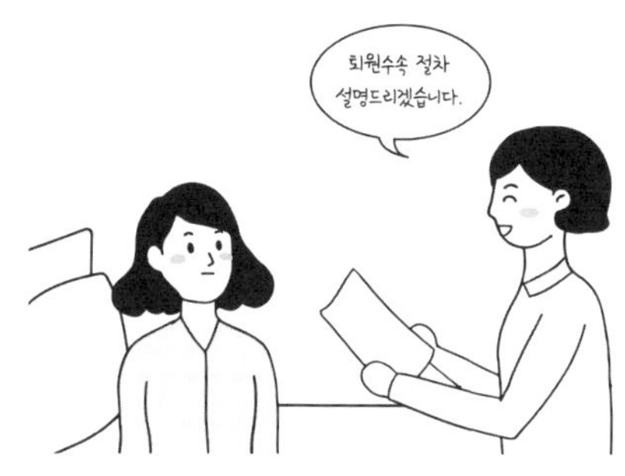

병실

남한 의료진 유방절제술이 잘 되었고 별다른 문제가 없어서 내일 퇴원하셔도 되겠습니다.

북한이탈주민 환자 그동안 고생 많았습니다.

남한 의료진 보험사 제출 등으로 증명 서류들이 필요하면 저에게 말씀해 주세요. 진료비 세부 명세서는 원무과에서 발행되므로 관계 서류를 챙긴 후 신청해 주세요.

북한이탈주민 환자 퇴원수속은 어떻게 합니까?

남한 의료진 내일 오전 9시부터 11시까지 진료비 최종심사가 끝나면 말씀드릴 거예요. 간호사실에서 퇴원안내문을 받으신 후 퇴원수속 창구(북 퇴원접수과)에서 퇴원 수속하시면 됩니다.

북한이탈주민 환자 퇴원 접수과(남 퇴원수속 창구)에서 병동에 가서 퇴원 약을 받아 가라고 했습니다.

남한 의료진 네, 환자분의 약은 점심시간 지나서 병동으로 올라옵니다. 식사 후 퇴원비 정산영수증을 가지고 간호사실로 오십시오. 퇴원 약, 외래 예약, 진료 전 검사에 대해 설명해 드릴게요.

북한이탈주민 환자 예, 알았습니다.

남북어휘 비교: 퇴원준비

남한말	북한말
유방암	유선암
유방절제술	유방제거술, 유방절제술
진료를 보다	병을 보다
퇴원수속 창구	퇴원접수과
퇴원안내문	퇴원통지서

9 퇴원수속

진료과: 외과 **환자 질환:** 골절
상황: 퇴원수속 설명

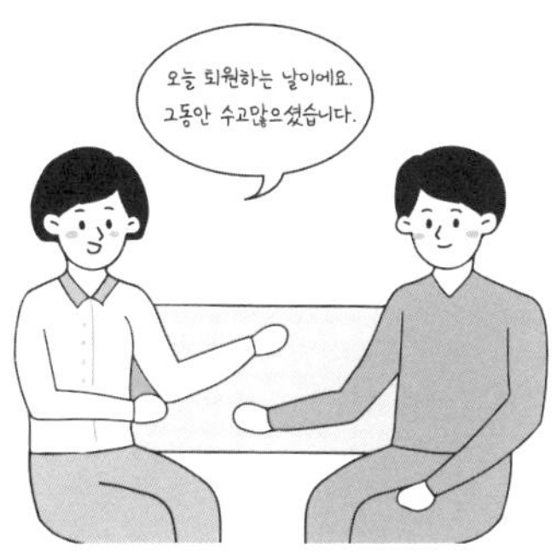

병실

남한 의료진 오늘 퇴원하시는 날이에요. 그동안 수고 많으셨어요. 퇴원 준비를 하고 계신가요?

북한이탈주민 환자 안해(남 아내)가 오늘 병원에 오기로 했습니다. 병원비는 어떻게 합니까?

남한 의료진 수납창구에 가셔서 병원비를 계산하셔야 해요. 우선 1층으로 내려가셔서 엘리베이터(북 승강기) 옆에 있는 수납창구를 찾으신 후 번호표를 뽑고 순서가 되면 계산하시면 되어요.

북한이탈주민 환자 그렇군요. 알려줘서 고맙습니다.

남한 의료진 이제 퇴원약을 챙겨 와서 설명하고자 하는데 가족분이 설명을 같이 들으면 좋겠어요.

북한이탈주민 환자 네, 안해(남 아내)가 도착하면 알려드릴게요. 저의 퇴원을 방조해(남 도와) 주기로 했습니다.

남한 의료진 네, 그럼 다시 퇴원약 가지고 나중에 올게요.

남북어휘 비교: 퇴원수속 관련

남한말	북한말
남편, 바깥양반	남편, 세대주, 신랑, 바깥량반
돕다, 협조하다	돕다, 방조하다, 협조하다
아내, 집사람, 처, 와이프	안해, 집사람, 처
엘리베이터	승강기
에스컬레이터	계단승강기
원무과	경리과
접수 및 수속 창구	접수구

10 전원

진료과: 신경외과 **환자 질환:** 뇌졸중
상황: 환자가 다른 병원으로 입원을 준비하는 상황

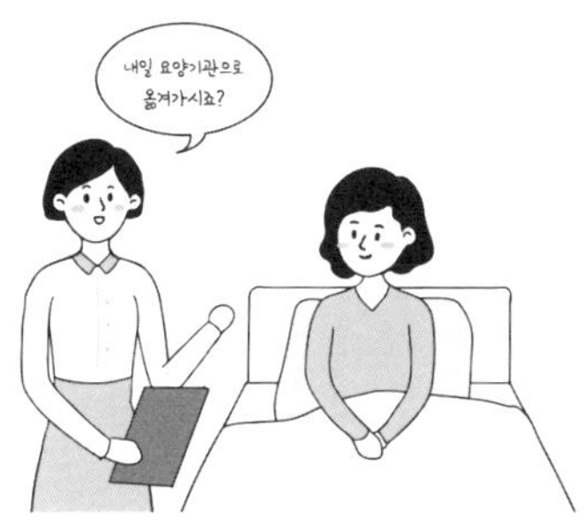

남한 의료진	내일 다른 병원으로 옮겨 가시는 날이네요. 요양기관으로 가신다고 들었어요.
북한이탈주민 환자	네, 이전에 있었던 요양병원으로 가려고 합니다. 앞으로 일 없기를(남 괜찮기를) 바랍니다.
남한 의료진	네, 저 또한 건강하게 지내시길 바랍니다. 요양기관으로 어떻게 이동하실 생각인가요?
북한이탈주민 환자	세대주(남 남편)가 위생차(남 구급차)를 타고 가자고 합니다.
남한 의료진	네, 그럼 전원하실 수 있도록 저 또한 필요한 사항을 준비할게요. 혹시 휠체어(북 밀차)가 필요할까요?
북한이탈주민 환자	네, 잠시 빌려 쓰고 다시 갖다 놓겠습니다.
남한 의료진	네, 모쪼록 요양병원 가셔서도 건강하시길 바랍니다.

남북어휘 비교: 전원 관련

남한말	북한말
구급차, 응급차, 앰뷸런스	구급차, 위생차
남편	세대주
잘 지내다, 괜찮다	일 없다
휠체어 (wheelchair)	밀차

남한에서의 요양병원과 요양원의 차이

- 한국의 요양병원: 의료법에 의해 설치된 의료기관으로서 의사, 간호사 등 의료인력 중심의 인력배치 기준을 준수한다. 반면 요양원은 노인복지법에 근거해 설치된 요양시설로서 노인장기요양보험을 적용받는다. 요양보호사 중심의 인력배치가 이루어지며 돌봄 서비스를 제공한다.
- 북한의 '료양소'는 치료를 위한 곳이고, '정양소'는 휴식과 치료 목적을 겸한 곳이고, '휴양소'는 휴식, 여가를 위한 곳이다.
- 료양소: 한국의 요양원과는 개념이 완전히 다른 노동자들의 잠시 휴식과 안정과 요양할 수 있는 시설이다. 료양할 사람을 받아 치료하는 치료 예방시설. 자연 치료조건에 따라 광천료양소, 감탕료양소, 기후료양소 등이 있으며 질병에 따라 여러가지 료양소들이 있다.
- 정양소: 건강을 회복하고 몸을 튼튼히 하는 데 필요한 시설을 갖추어 놓고 대상자들을 받아 일정한 기간 쉬면서 충분한 영양도 섭취하게 하고 치료도 하게 함으로써 그들의 건강을 증진하게 하는 곳이다.
- 휴양소: 근로자들이 전적으로 국가의 부담으로 휴양생활을 할 수 있도록 설비를 갖추어놓은 기관이다.

2

북한이탈주민과의 증상별 의료회화

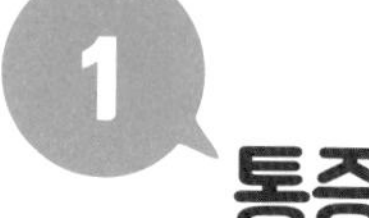

통증

진료과: 심장내과 **환자 질환:** 심장질환

상황: 55세의 북한이탈주민 환자이며 가슴 통증이 갑자기 발생하여 응급실에서 문진을 하는 상황

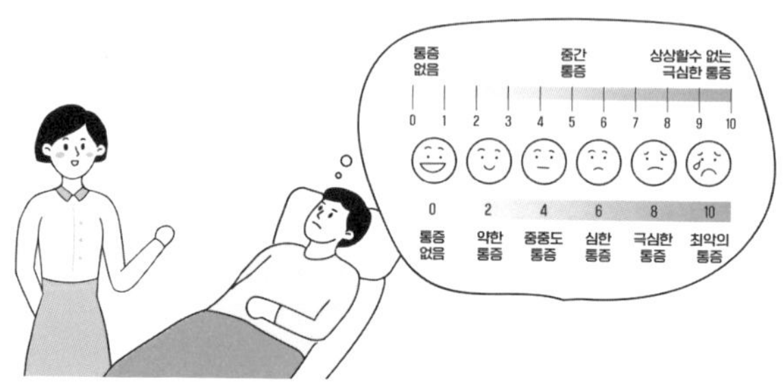

남한 의료진	환자분 통증 부위가 어디인가요?
북한이탈주민 환자	가슴이 너무 조여오는 듯이 아픕니다.
남한 의료진	통증이 다른 부분으로 퍼져나가지 않나요?
북한이탈주민 환자	가슴이 아프면서 왼쪽 팔도 같이 아픕니다.
남한 의료진	언제 통증이 더 심해지나요?
북한이탈주민 환자	밤에 주로 그렇습니다.
남한 의료진	통증이 얼마나 심한가요? 전혀 아프지 않을 때가 0점이고 죽을 만큼 아플 때가 10점이라면 어느 정도 아프신가요?
북한이탈주민 환자	지금 8점입니다.
남한 의료진	언제부터 아프셨어요? 갑자기 시작되었나요? 점점 더 심해지고 있나요?
북한이탈주민 환자	병원 오기 1시간 전에 갑자기 시작되었습니다.
남한 의료진	네, 정확한 진단을 위해 몇 가지 정밀검사를 해 보겠습니다.

남북어휘 비교: 통증 표현

남한말	북한말
괜히 아프다, 이유 없이 아프다	매나니 아프다
꼬이다, 비틀리다	탈리다[15]
당기어 아프다	켕기다[16]
부서지다	마사지다
삐다, 접질리다	풀치다
세게 부딪쳐 맞다	타박 받다[17]
은근히 쓰리고 아프다	쌀쌀하게[18] 아프다, 속이 비어 약간 쓰린 듯이 아프다
찌르고 쑤시듯 아프다	쏘다

15 '탈리다'는 남한의 『표준국어대사전』에도 있는 말이나, 남한의 일상에서 잘 쓰이지 않는다.

16 '켕기다'는 남한의 『표준국어대사전』에도 있으며, '당기어 팽팽하게 만들다'라는 뜻이 있다.

17 '타박'은 남한의 『표준국어대사전』에도 있으나, 남한의 일상에서 '타박 받다'가 '부딪치다'는 뜻으로 쓰이지는 않는다.

18 북한 〈조선말대사전〉 (2007)의 '쌀쌀하다'는 '속이 빈 것처럼 좀 출출하다'라고 풀이하고 있다. 같은 사전에서 '쌀쌀히'는 '속이 비여 약간 쓰릴 사하게'라고 풀이하고 있다.

2 메스꺼움과 구토

진료과: 소화기내과 **환자 질환:** 위장관 감염
상황: 35세의 북한이탈주민 환자이며 메스꺼움과 구토로 외래를 방문한 상황

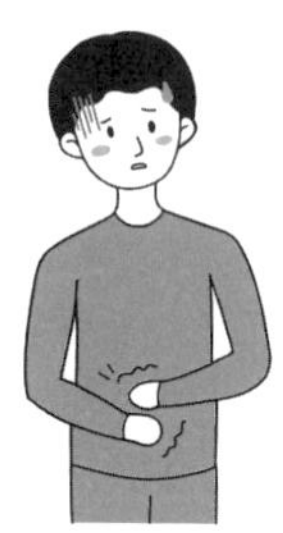

남한 의료진	안녕하세요? 어디가 불편해서 오셨나요?
북한이탈주민 환자	오늘 아침에 일어나면서부터 속이 훌럭훌럭[19](남 메슥메슥)하고 조금 게웠습니다[20](남 토했습니다).
남한 의료진	몇 번이나 토하셨어요? 양은 얼마나 되었나요?
북한이탈주민 환자	오늘 3번 정도 게웠고(남 구토하다), 물만 먹어도 게웁니다(남 구토하다). 양은 많지 않고 종이컵 1컵 정도입니다.
남한 의료진	기존에 진단받은 질병이나 복용하는 약은 있으신가요?
북한이탈주민 환자	아니요, 없습니다.
남한 의료진	구토물에 피가 섞여 있었나요? 색깔은 어떠셨어요?
북한이탈주민 환자	먹은 것이 없는데 열물(남 담즙)까지 게웠습니다(남 토하였습니다).

19 '훌럭훌럭'은 '혀나 손길, 불길 같은 것이 늘름거리며 마구 휘젓는 모양'을 가리킨다. '메슥메슥하다'도 북한 『조선말대사전』에 나와 있다.
20 '게우다'는 남한의 『표준국어대사전』에도 실려 있는 말이나, 남한의 의료진이 이를 못 알아들어 소통이 어려웠다는 보고가 있다.

남한 의료진	배가 아프진 않나요?
북한이탈주민 환자	가끔 설사도 하는데, 설사하기 전에 배가 많이 아프고, 음식을 먹으면 배가 아픈 것 같고 아무것도 안 먹으면 배가 안 아파요. 설사를 자주 해서 그런지 홍문(남 항문)이 아파요.

남북어휘 비교: 위장관 증상

남한말	북한말
가슴앓이(heart burn)	가슴쓰리기[21]
구토하다	구토하다, 게우다
담즙, 쓸개즙	열물, 담즙
더부룩하다	더부룩하다, 트릿하다, 트직하다(사투리)
메슥메슥하다	훌럭훌럭하다
(맛이) 쓰다	쓰다, 쓰겁다
위경련	위경련, 가슴앓이
위통	위아픔
체하다	체하다, 체끼 받다[22]
토혈	토혈, 피게우기
항문	홍문

21 북한에서도 '가슴앓이'라는 말이 쓰이나, 『조선말대사전』의 뜻풀이로는 '위경련' 또는 '마음 속 근심 걱정'을 가리키므로 의미가 다르다.

22 '체기'는 남한의 『표준국어대사전』에도 있는 말이나 표준 발음은 [체기]이다. '체끼 받다'라는 표현은 남한에서 찾기 어렵다.

3 변비

진료과: 소화기내과 **환자 질환:** 섭식장애
상황: 32세의 북한이탈주민 환자이며 변비를 주호소로 외래를 방문한 상황

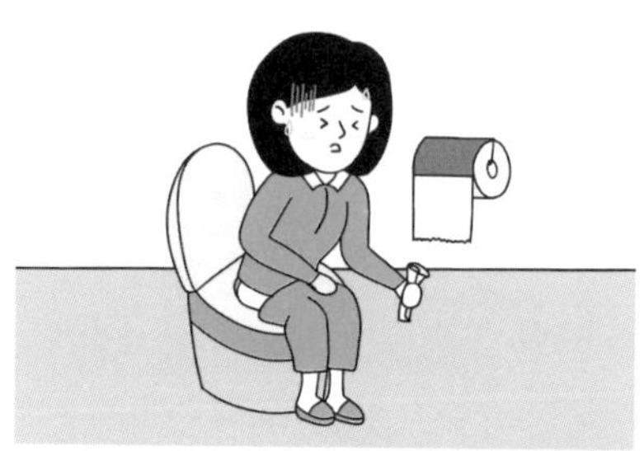

남한 의료진	안녕하세요? 오늘 어떤 문제로 오셨나요?
북한이탈주민 환자	요즘 배가 불어나고(남 복부팽만) 대변이 나오지 않습니다. 원래 매일 한 번씩 봤었는데 요즘 변을 보는데 잘 안 나와서 위생실(남 화장실)에 오래 앉아 있어야 합니다.
남한 의료진	그래요? 언제부터 그러셨어요?
북한이탈주민 환자	한 달 정도 된 것 같아요.
남한 의료진	일주일에 몇 번 정도 변을 보셨어요?
북한이탈주민 환자	지금은 일주일에 한 번 혹은 두 번만 나옵니다.
남한 의료진	변의 형태나 특성이 어떤가요? 염소똥처럼 나오지 않나요?
북한이탈주민 환자	변은 굵고 딱딱하게 나옵니다. 처음 나올 때 힘을 많이 줘야 겨우 나옵니다.
남한 의료진	저런, 힘이 많이 드시겠네요. 변의 색깔에 변화가 있나요?
북한이탈주민 환자	평상시에는 밀짚색[23](남 담황색)이었는데, 요즘 가끔은 빨간 피가 묻어 나옵니다.

23 남한 『표준국어대사전』과 북한 『조선말대사전』 양쪽 모두에 '밀짚색'은 없고 '담황색'만 있다. 탈북민 자신에게 익숙한 소재를 끌어와 설명한 표현인데, 남한 의료진에게는 낯설게 들릴 수 있다.

남한 의료진 네, 채소나 과일, 수분이 많은 음식은 자주 드시나요?

북한이탈주민 환자 아침은 거의 못 먹고 대신 두유 마시고 출근합니다.

남북어휘 비교: 위장관 증상 1

남한말	북한말
다이어트	살까기, 몸까기
담황색	밀짚색
변비	뒤군음증, 변비증
복통	배아픔, 복통
복부팽만	배불어나기
설사	설사
잔변감	뒤무직증
장폐색증	장불통증, 밸막힘증

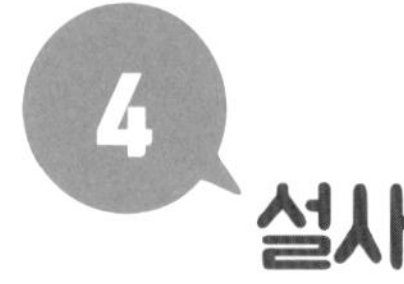

4 설사

진료과: 소화기내과 **환자 질환:** 위장관감염

상황: 46세의 북한이탈주민 환자이며 빈번한 설사로 외래를 방문한 상황

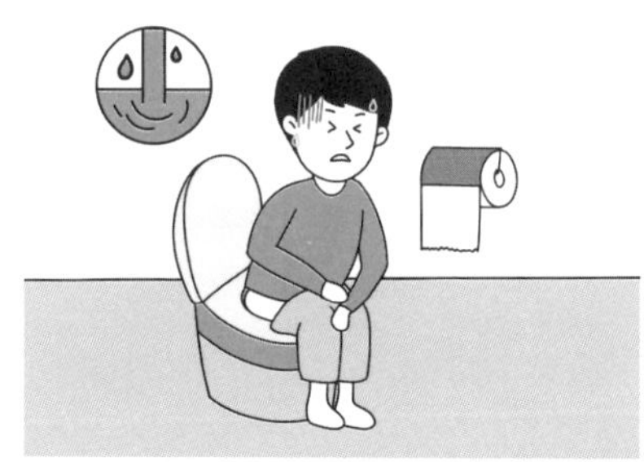

남한 의료진 설사가 있으셨다고 하셨는데 자세히 말씀해 주시겠어요?

북한이탈주민 환자 네, 어제 저녁에 먹다 남은 김밥을 먹고 잤는데 새벽부터 뒤가 물러져서요.[24]

남한 의료진 오늘 몇 번이나 설사를 하셨어요?

북한이탈주민 환자 새벽부터 지금까지 다섯 번 했습니다.

남한 의료진 설사 양은 얼만큼이세요. 여기 종이컵으로 어느 정도 보신 것 같으세요?

북한이탈주민 환자 처음엔 많이 나왔는데 지금은 반 고뿌(남 컵) 정도 나오고 있습니다.

남한 의료진 변이 물처럼 묽게 나오나요?

북한이탈주민 환자 처음에는 음식물 덩어리도 조금 있었는데 지금은 물처럼 보고 있습니다.

남한 의료진 그밖에 다른 증세는 없나요? 복부팽만(북 배불어나기)감은 없나요?

---

24 '뒤'는 '똥(대변)'을 에둘러 이르는 말로서 '뒤가 물러지다'는 '대변이 무르게 되었다'로 설사를 의미한다.

북한이탈주민 환자 위생실(남 화장실)을 자주 들락거려서 그런지 입안이 마르고 다리도 후들거리고 기운이 없습니다.

남한 의료진 네, 열도 있으신가요?

북한이탈주민 환자 열을 재보지는 않았는데 이마가 약간 뜨끈한 것 같습니다.

남북어휘 비교: 위장관 증상 2

남한말	
구강건조증	입안건조증
내장기름	곱[25]
바이러스성 간염	비루스 간염
복부팽만감	배불어나기
상행결장	올리불룩밸, 올리결장
설사	설사, 설사증
탈수(dehydration)	물빼기, 탈수, 건조
하행결장	내리불룩밸, 하행결장
화장실	위생실

---

25 '곱'은 남한 『표준국어대사전』에도 '지방 또는 그것이 엉겨 굳어진 것'이라는 뜻으로 올라가 있으나, 일상에서 자주 쓰이지는 않는다.

소화불량

진료과: 소화기내과　　**환자 질환:** 위식도 역류질환
상황: 42세의 북한이탈주민 환자이며 소화불량과 기침으로 외래를 방문한 상황

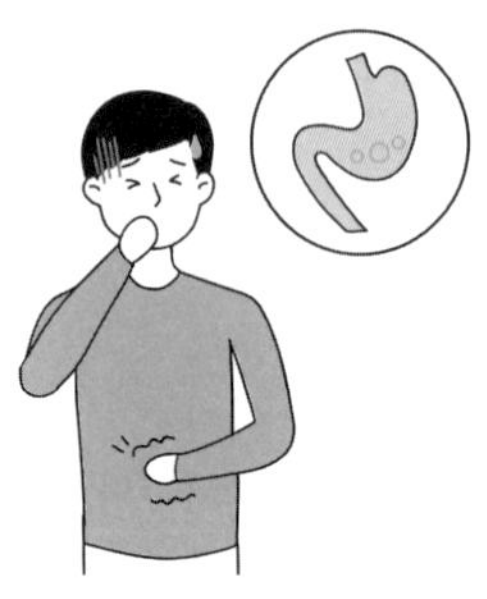

남한 의료진 언제부터 소화가 안 되기 시작하셨어요?

북한이탈주민 환자 여러 달 되었습니다.

남한 의료진 증상이 나타나면 보통 얼마 동안 지속되세요? 언제 가장 불편하세요?

북한이탈주민 환자 한 번 아프면 2시간 정도 지속되고, 주로 밤에 아픕니다.

남한 의료진 가장 불편한 곳을 가리켜 보시겠어요?

북한이탈주민 환자 여기 웃배(남 윗배)가 아픕니다.

남한 의료진 속이 구체적으로 어떻게 불편하세요? 속이 쓰리신가요? 배가 쥐어짜는 것 같으세요? 날카롭게 찌르는 것 같으세요? 속이 더부룩하고 가스가 차는 것 같으세요? 입이 쓰거나 신물이 올라오는 것 같으세요?

북한이탈주민 환자 트림할 때 가끔씩 게우는 것처럼 쓴 물이 넘어오고 그럴 땐 입이 아주 쓰고 가슴이 화끈거립니다.

남한 의료진 소화불량이 언제 더 심해지고 언제 더 나아지나요?

북한이탈주민 환자 밥 먹고 나서 제일 그런 것 같고, 밤에 누워있을 때 불편해서 잠이 잘 안 옵니다.

남한 의료진 음식이나 물이 잘 넘어가나요? 삼키는 건 잘 되세요?

북한이탈주민 환자 요즘 들어 점점 음식이 잘 안 넘어가기도 합니다.

남한 의료진 혹시 기침을 오랫동안 하지 않으셨어요? 목이 쉬거나 목소리가 변하지는 않았나요?

북한이탈주민 환자 네, 밤에 자다가 기침을 많이 해서 아침에 목소리가 색색해지군[26] (남 색색거리곤) 합니다.

남북어휘 비교: 위장관 증상 3

남한말	북한말
느글느글하다, 니글니글하다	느글느글하다, 니얼니얼하다
색색거리다, 허스키하다	색색거리다, 색색하다
윗배	웃배

---

26 '색색하다'는 남한의 『표준국어대사전』에도 올라 있으나, 일상 대화에서 흔하게 쓰이지 않는다. 남한의 '-곤'을 북한에서는 '-군'으로 쓴다.

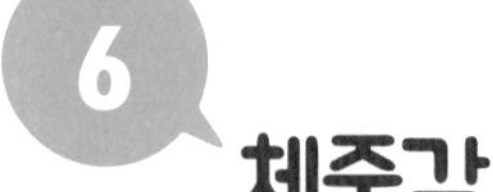

체중감소

진료과: 소화기내과　　**환자 질환:** 대장암

상황: 56세의 여자 환자이며 최근 식욕부진, 변비, 체중감소로 외래를 방문한 상황

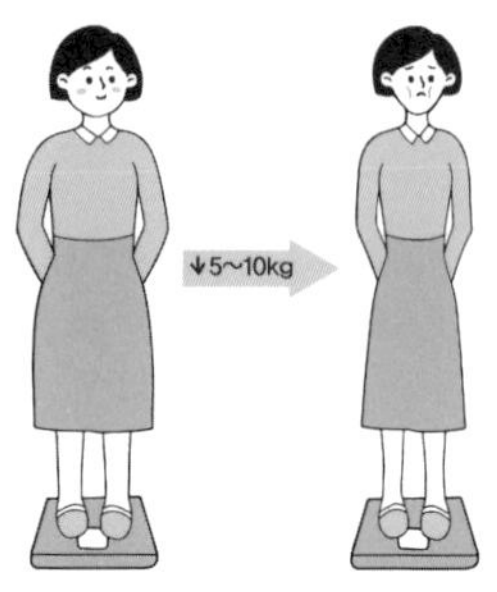

남한 의료진 안녕하세요? 오늘 어떤 일로 오셨나요?

북한이탈주민 환자 네, 요즘 들어 너무 밥맛이 없고, 뒤가 굳고[27]에 몸이 좀 까진([남] 살 빠지다) 것 같아서 왔습니다.

남한 의료진 최근에 체중이 몇 kg이나 빠졌나요? 몇 달 사이에 빠지셨어요?

북한이탈주민 환자 한 달 전에 쟀을 때 60kg였는데 지금은 54.5kg 나갑니다.

남한 의료진 원래 체중은 일정한 편이셨나요? 식사는 규칙적으로 골고루 잘하셨나요?

북한이탈주민 환자 네, 일 없었습니다([남] 괜찮았습니다).

남한 의료진 체중이 줄기 시작하면서 식욕이 줄었나요?

북한이탈주민 환자 네, 한 달 전보다 밥맛이 떨어지고 기운이 없어요.

남한 의료진 원래 없던 변비가 생긴 건가요? 그밖에 다른 증상은 없나요? 변 색깔은요?

27 '뒤'는 '똥(대변)'을 에둘러 이르는 말로서 '뒤가 굳다'라는 표현은 변비를 의미한다.

북한이탈주민 환자 네, 2주 전부터 변이 조금 가늘게 나오고 어떨 땐 붉은색 피가 좀 묻어 나오는 것 같아요.

남한 의료진 네, 그러시군요. 우선은 대변 검사와 대장내시경 검사를 받아 보시는 것이 좋을 것 같은데요. 언제 시간이 되시나요? 보호자 분과 같이 오시면 좋겠는데요.

북한이탈주민 환자 우리가 직장 세대(남 맞벌이 가정)라 세대주(남 남편)하고 시간 맞추어 볼게요.

남북어휘 비교: 위장관 증상 4

남한말	북한말
대장/큰창자	대장/굵은밸/큰밸
맞벌이 가정	직장 세대
살(이) 빠지다	살(이) 까지다, 몸(이) 까지다
소장/작은창자	소장/가는밸
혈변(helena)	피똥, 혈변

7 호흡기 증상(상기도 감염)

진료과: 소아청소년과/호흡기내과 **환자 질환:** 감기
상황: 아기의 호흡기 증상으로 엄마와 함께 의사를 만나 증상을 설명하는 상황

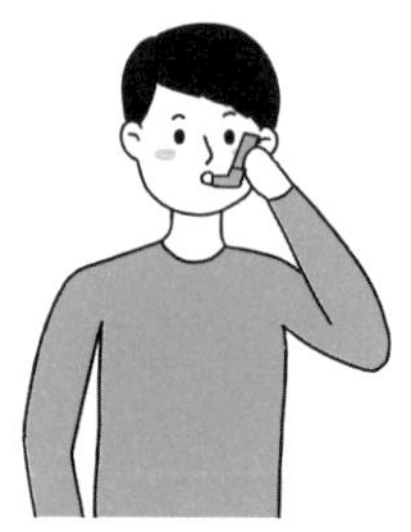

북한이탈주민 보호자	저희 아이가 돌림감기(남 유행성 독감) 온 것 같아요. 열도 나는데 비루스(남 바이러스) 감염일까요?
남한 의료진	검사를 해 봐야 할 것 같아요. 언제부터 증상이 있었나요?
북한이탈주민 보호자	어제부터 기침, 콧물이 많이 났었는데 지금은 각담[28](남 객담)이나 가르릉 소리가 많이 나고 숨이 찬 것 같아요. 밤에 열이 막 끓었어요.
남한 의료진	네, 청진도 해 보고, 검사 후에 약을 처방할게요.
북한이탈주민 보호자	지난번에 공기졸약제(남 분무치료제)도 받았던 것으로 기억해요. 그거 하니 잦아들었어요.
남한 의료진	네, 분무치료제도 드릴게요.

28 남한의 『표준국어대사전』에는 '각담(喀痰)'과 '객담(喀痰)'이 모두 실려 있으나, 실생활에서 '각담'은 흔히 쓰이지 않는다. 북한의 『조선말대사전』에는 '각담(喀痰)'을 기준으로 삼는다.

남북어휘 비교: 호흡기 증상 1

남한말	북한말
가래, 객담	가래, 각담
바이러스	비루스
백신(Vaccine)	왁찐(Vakzin)
뱉다	뱉다, 배앝다
발진	꽃돋이, 발진
분무치료제, 네뵬라이저 약제	공기졸약제, 공기졸제제
신생아(갓난아이), 영아(젖먹이)	갓난아이, 젖먹이
유행성 독감	돌림감기
폐렴	페염
호흡곤란	호흡곤난, 숨가쁨

8 호흡기 증상(결핵)

진료과: 호흡기내과 **환자 질환:** 결핵

상황: 객혈과 숨차는 증상이 있어 응급실을 통해 입원한 상태에서 간호사가 환자에게 신체 사정을 하는 상황

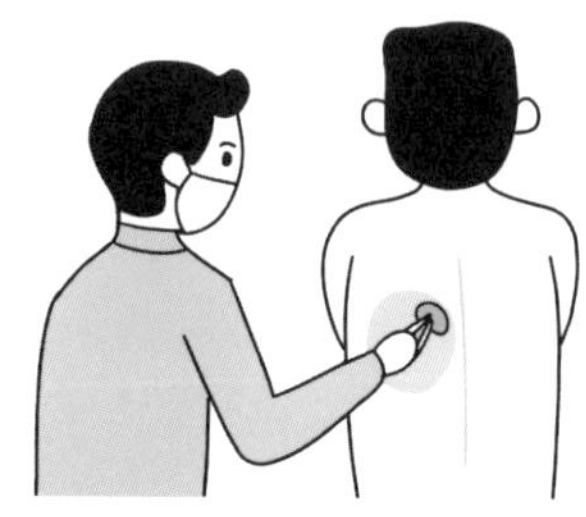

남한 의료진	오늘은 몸이 좀 어떠세요? 어제 흉막천자(북 륵막찌르기)한 곳을 한 번 볼 수 있을까요?
북한이탈주민 환자	네, 물 빼낸 곳을 이야기하는 겁니까?
남한 의료진	거즈(북 가제) 위에 피가 배어 나오지 않고 깨끗하네요. 객혈은 이제 없나요?
북한이탈주민 환자	네, 피가래(남 객혈)가 오늘은 안 나왔습니다. 제 병이 심각한 것입니까?
남한 의료진	어제 가래 검사를 해서 조만간 검사결과가 나올 텐데 이전에 폐결핵(북 결핵) 앓으셨던 적이 있어서 아무래도 보다 정밀한 검사가 필요한 상황이에요.
북한이탈주민 환자	폐결핵(남 폐결핵)에 다시 걸렸을까 봐 속이 타고 답답합니다.
남한 의료진	네, 결핵이라는 질환 특성상 전염될 가능성이 높으므로 당분간 병원에 입원하셔서 치료를 받으셔야 할 수도 있어요.
북한이탈주민 환자	네, 그렇군요.

남북어휘 비교: 호흡기 증상 2

남한말	북한말
객혈	피가래
거즈 (gauze)	가제, 가제천, 약천
농반, 곡반 (pus pan)	고름받이
숨쉬기가 힘들다	숨쉬기가 바쁘다
시간이 빠듯하다, ~하기 어렵다/힘들다	바쁘다
전염	돌림/전염/옮기
청색증 (cyanosis)	자남색증
폐 (lung)	페, 섶
폐결핵	페결핵
호흡이 일정하다	숨이 고르로와지다
흉막	륵막
흉막강	륵막강, 흉막강, 가슴막강
흉수배액, 흉막천자	륵막찌르기

'결핵' 질환은 북한에서 페병 혹은 페결핵이라고 불리기도 합니다. 남한에서는 폐(lung)라고 표기하는 것과 달리 북한에서는 '페'라고 표기합니다. 남한에서도 '폐'라고 정확히 발음하기보다 '페'(단모음)로 발음하는 경우가 많긴 하지만 발음이 다를 수 있다는 사실에 유의하길 바랍니다.

고혈당

진료과: 내분비내과 **환자 질환:** 당뇨병

상황: 당뇨병이 있는 환자가 혈당조절이 되지 않아 입원하였으며 매 식전 인슐린 투여 중으로 간호사가 혈당 측정하기 위해 검사 수행하는 상황

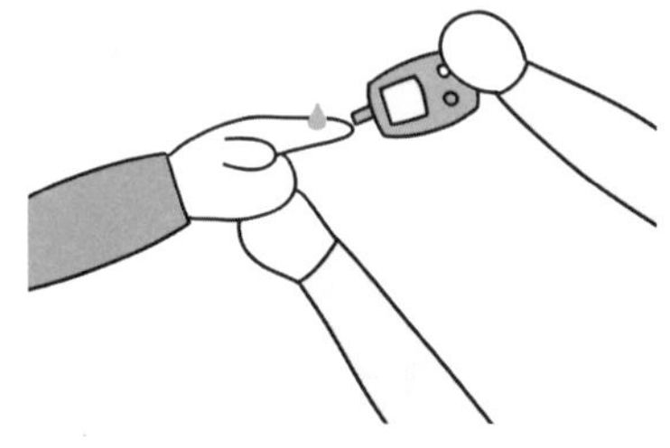

입원 병실

남한 의료진 식사하시기 전에 혈당 측정해 볼게요.

북한이탈주민 환자 또 피를 뽑는 것입니까?

남한 의료진 네, 혈당이 잘 조절되지 않는 상태라서 하루에 네 번 혈당수치를 확인하고 있어요. 주사기로 혈액을 많이 뽑는 건 아니고 손가락에 살짝 찔러서 피 한 방울 정도만 있으면 됩니다.

북한이탈주민 환자 네, 주사침이 들어가도 안 아프게 해주십시오.

남한 의료진 네, 바늘이 들어갈 때 살짝 따끔합니다.

혈당검사 측정 완료

남한 의료진 현재 혈당이 270mg/dl로 정상보다 좀 높게 나왔어요. 검사 전에 드신 게 있나요?

북한이탈주민 환자 네, 손님이 와서 가락지빵(남 도넛)을 조금 먹었습니다.

남한 의료진 네, 달달한 음식은 혈당조절을 어렵게 할 수 있으니 치료기간 동안은 당뇨식사 나오는 대로만 드시는 게 좋아요.

북한이탈주민 환자 인술린(남 인슐린)을 매번 맞아야 합니까?

남한 의료진 네, 맞습니다. 췌장(북 취장)에서 나오는 호르몬인 인슐린의 양이 줄거나 그 기능이 떨어져서 혈액내 당 수치가 높은 상태예요. 인슐린 약을 준비해서 다시 오겠습니다.

남북어휘 비교: 당뇨병

남한말	북한말
인슐린	인술린
췌관	췌관, 취관
췌장	췌장, 취장

TIP

북한이탈주민은 혈액검사에 민감하여 채혈하는 것에 대해 반감을 가질 수 있다. 북한에서는 신체 사정과 면담으로 환자의 상태를 진단하였는데 남한에서는 각종 검사가 수반되면서 이러한 상황에 적응하는 단계이다. 그리고 채혈 검사 시 체외로 혈액이 빠져나갈 때 혈액 내 영양분도 함께 빠져나간다고 생각할 수 있다. 북한이탈주민을 대상으로 진료할 때는 채혈 검사를 최소한으로 시행하고, 불가피하게 채혈 검사가 필요한 경우에는 검사 목적과 이유에 대해 매번 상세한 설명이 필요하다.

10 고혈압

진료과: 순환기내과 **환자 질환:** 고혈압

상황: 48세 여자로 평소 고혈압이 있었으나 약물치료를 받지 않고 지내다가 두통이 심하여 외래를 방문한 상황

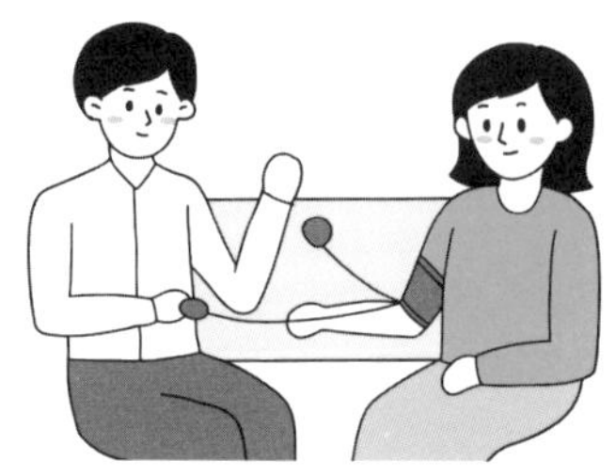

남한 의료진 안녕하세요? 고혈압이 있는 것을 언제 아셨나요?

북한이탈주민 환자 2년 전에 건강검진에서 혈압이 좀 높다는 소리를 듣긴 했는데, 그땐 괜찮은 것 같아서 약 안 먹겠다고 했습니다.

남한 의료진 오늘 혈압은 150/100mmHg로 나왔네요. 다른 불편감이 있으신가요?

북한이탈주민 환자 뒷골이 땡기면서 골[29](남 머리)이 좀 아픕니다.

남한 의료진 팔다리에 감각이 이상하거나 팔다리에 힘이 빠지지는 않나요?

북한이탈주민 환자 네, 아직 그런 증상은 없습니다.

남한 의료진 일시적으로 앞이 안 보이거나 한 적은요? 가슴이 두근거리거나 불안하지는 않나요?

북한이탈주민 환자 가끔 가슴이 울렁울렁한(남 심계항진) 적은 있었습니다. 피곤하고 머리가 아플 때는 눈이 침침해집니다.

남한 의료진 네, 우선 고혈압 약물치료 시작하시고 체중을 좀 줄이시고 규칙적으로 운동하시는 것도 좋을 것 같습니다. 술도 절제하세요.

29 남한에서도 '골'이라는 말을 쓰기는 쓰나, 그 범위가 줄어들고 있다. 뼈[骨]로 오해하지 않도록 한다.

남북어휘 비교: 고혈압

남한말	북한말
두통	머리아픔
머리, 뇌, 골	골
심계항진	울렁울렁함

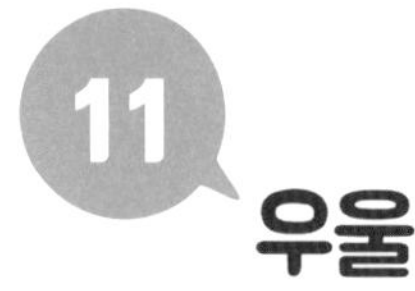

우울

진료과: 정신건강의학과 **환자 질환:** 우울

상황: 45세의 여성으로 우울증 증상으로 정신건강의학과에 내원한 상태

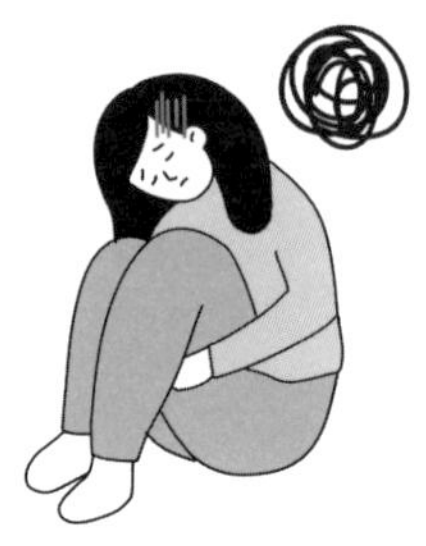

남한 의료진	안녕하세요? 요즘 어떻게 지내셨어요?
북한이탈주민 환자	뭘 해도 재미가 없고, 밖에 나가기 싫어서 집에만 있었어요.
남한 의료진	밤에 주무시는 것은 어떠셨나요?
북한이탈주민 환자	뜬눈으로 밤을 팰(남 샐) 때가 많아요. 고향에 가족 생각이 나서 막 울다 보면 골(남 머리)이 아프고 가슴이 답답해서 술을 마시고 자기도 해요.
남한 의료진	많이 힘드셨겠네요. 술을 드시고 난 뒤에는 어떠셨나요?
북한이탈주민 환자	네, 술을 마시고 쓰러져서 잠은 잤는데, 일어나면 뼈마디도 쏘고(남 아프고), 온몸이 맞은 것처럼 아파요. 빈속에 술을 마시니까 위가 쓰리고, 명치끝이 딴딴하면서(남 단단하게 뭉치면서) 소화도 잘 안 돼요.
남한 의료진	네, 일상생활에서 어려움이 크신 것 같습니다. 함께 치료하면서 도울 수 있도록 하겠습니다.

남북어휘 비교: 우울 증상

남한말	북한말
단단하다	딴딴하다
찌르고 쑤시듯 아프다	쏘다
우울병	울병, 우울병
우울증	울증, 우울증
약효가 나타나지 않는다	약이 알리지 않는다, 약효가 나지 않는다

12 불안

진료과: 정신건강의학과　　　　　　**환자 질환:** 불안

상황: 45세의 여성으로 불안장애로 외래에 내원한 상태

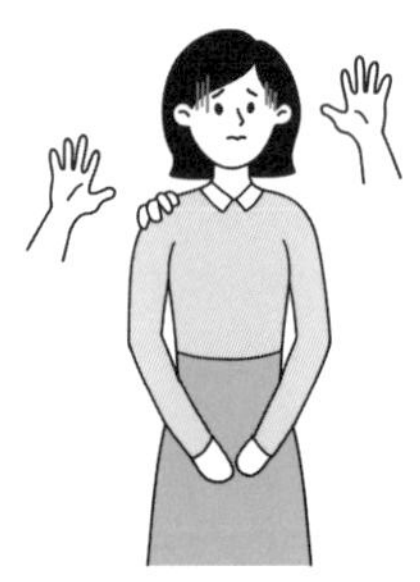

남한 의료진	안녕하세요? 그동안 기분이 좀 어떠셨어요?
북한이탈주민 환자	집에서 문을 잠그고 있는데도 누가 들어오는 것 같아서 불안해요.
남한 의료진	최근에 특별히 신경이 쓰이는 일이 있으셨나요?
북한이탈주민 환자	자다가 쫓기는 꿈을 꾸고 나면 가슴이 꽉 눌리는 것 같이 숨이 차고, 손발이 막 까드라드는(남 경직되고 오그라들다) 것 같았어요.
남한 의료진	그런 꿈을 꾸고 나면 잠에서 깨도 불안하신 것이 당연합니다.
북한이탈주민 환자	네, 누가 밖에서 벨을 누르거나 문을 두드리면 무서워서 심장이 멎을 것(남 심장마비) 같아요.
남한 의료진	홀로 지내셔서 더 힘드셨겠군요. 불안한 마음을 잘 이겨 낼 수 있도록 치료해 보도록 하겠습니다.

남북어휘 비교: 불안 증상

남한말	북한말
뻣뻣하게 되면서 오그라들다	가드라들다, 까드라들다
스트레스	스트레스, 긴장
이명, 귀울림	귀울이, 귀울림

13 외상후 스트레스 장애

진료과: 정신건강의학과　　**환자 질환:** 외상후 스트레스 장애
상황: 45세의 여성이며 외상후 스트레스 장애로 일상생활에 어려움을 겪어 내원함

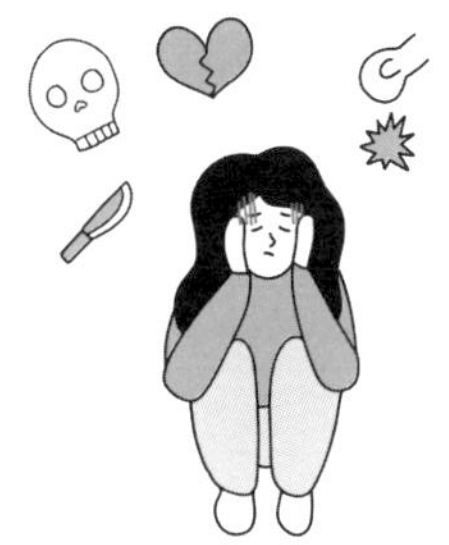

남한 의료진 지금까지 충격적인 일을 겪으셨거나, 목격하신 적이 있습니까?

북한이탈주민 환자 네, 지금도 그 일을 생각하면 힘들어서 잊어버리려고 하는데 불시로 생각나요. 그 일에 대한 꿈도 자주 꿔서 깜짝깜짝 놀라서 일어나고, 그러고 나면 몸에 식은땀이 쭉 나요.

남한 의료진 그 기억이나 꿈 때문에 일상생활에서 어려운 점이 있습니까?

북한이탈주민 환자 구급차 소리가 들리거나 경찰차가 지나가면 나도 모르게 피해요. 몸은 피곤한데도 잠이 잘 안 오고, 작은 일에도 짜증나고, 화가 나서 못 참겠어요.

남한 의료진 이런 증상으로 힘들어지신 지 얼마나 되셨습니까?

북한이탈주민 환자 잠을 못 자고, 억이(남 기가) 막혀서 화를 자주 낸 지 서너 달 됐어요. 일을 할 때도 마음이 부산해서 집중이 잘 안 돼요. 누가 저에게 말을 걸어도 엄청 신경 쓰여요.

남한 의료진 지금은 직장에 나가고 계세요?

북한이탈주민 환자 얼마 전에 같이 일을 하던 사람과 크게 싸우고, 홧김에 직장을 그만 뒀어요. 지금 일자리를 알아보고 있는데 마땅치 않아요.

남한 의료진 네, 증상에 대한 상담과 약물치료를 하면서 주기적으로 내원하시는 것이 좋겠습니다.

남북어휘 비교: 외상후 스트레스 증후군

남한말	북한말
거꾸러지다, 기절하다	번져지다[30]
기가 막히다	억/학이 막히다[31]

30 문화어(북한 공식 표준)에서 '번져지다'는 '뒤집어지다'를 뜻한다. '거꾸러지다, 기절하다'를 뜻하는 경우는 에두른 표현이거나 사투리이다.

31 '억이 막히다'는 문화어(북한 공식 표준)로, '학이 막히다'도 동일한 의미로 사용된다.

월경이상

진료과: 산부인과 외래 **환자 질환:** 월경이상
상황: 40세 여성이 무월경과 어지럼증으로 병원에 방문한 상황

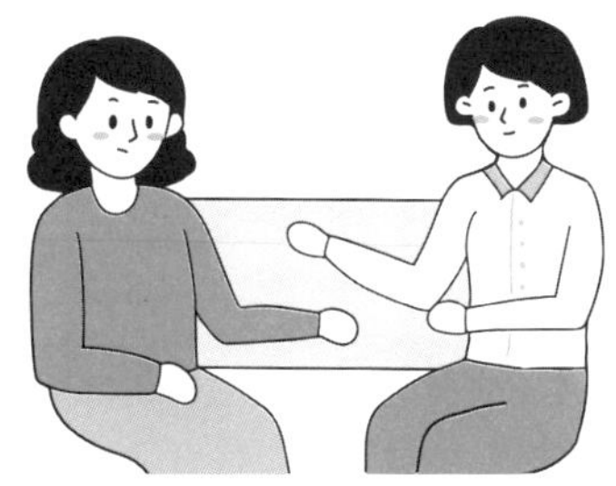

남한 의료진 안녕하세요? 어디가 불편해서 오셨나요?

북한이탈주민 환자 제가 달거리(남 월경)를 안 한 지 6개월이 되었고, 어지러워서 왔습니다.

남한 의료진 초경은 언제부터 했고, 월경 양상은 어떠했나요?

북한이탈주민 환자 달거리는 15세부터 했습니다. 달거리 양은 많지 않고, 기간은 2~3일 정도 하고 통세가 납니다(남 통증이 있습니다). 1년 전부터는 두 달에 한 번씩 하다가 최근에는 달거리(남 월경)가 전혀 오지 않았습니다. 최근 어지러워서 왔습니다.

남한 의료진 먼저 혈액검사와 혈압을 측정하고, 복부 초음파 검사를 해보겠습니다.

북한이탈주민 환자 일 없습니다(남 괜찮습니다). 이전에도 검사했는데, 이상이 없다고 했습니다.

남한 의료진 언제 검사를 했는지요?

북한이탈주민 환자 중국에서 2년 전에 했는데, 괜찮다고 했습니다.

남한 의료진 검사한 지 오래되었고, 현재 증상으로 봐서 검사가 필요합니다.

북한이탈주민 환자 네, 알겠습니다.

남북어휘 비교: 월경

남한말	북한말
괜찮습니다	일 없습니다
월경, 생리, 달거리	월경, 달거리, 위생
생리대	위생대
생리하다	위생하다
입덧	입덧, 입쓰리
초경	첫달거리
통증이 있다	통세가 나다

배뇨이상

진료과: 비뇨기과 외래 **환자 질환:** 배뇨이상, 요로감염

상황: 50세 북한이탈 남성이 배뇨이상이 있어서 비뇨기과 외래진료를 위해 내원하여 소변검사 처방이 난 상황

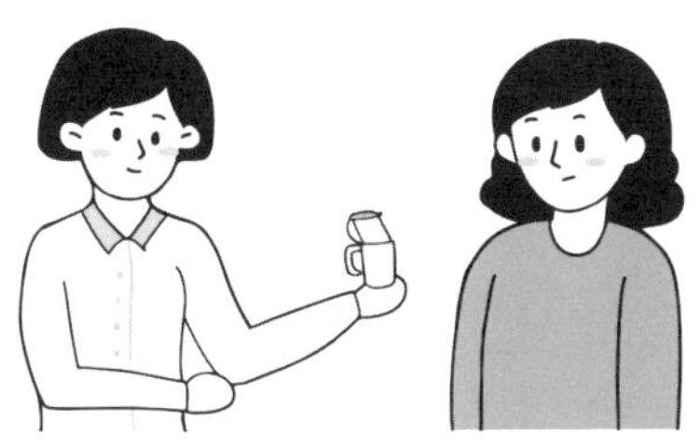

북한이탈주민 환자 소변이 시원하게 나오지 않습니다.

남한 의료진 자세히 말씀해 주시겠어요?

북한이탈주민 환자 오줌이 곧 나올 것 같으면서 나오지 않거나 다 눌 때까지 시간이 걸리고, 전에 비해 오줌 줄기가 가늘고 힘이 듭니다. 오줌 눌 때 따끔따끔 합니다. 오줌이 마려우면 즉시 가야지 그렇지 않으면 위생실(남 화장실)에 가기 전에 오줌을 지리는 경우가 생깁니다. 계속 위생실에 가고 싶은 느낌이 듭니다.

남한 의료진 밤에도 화장실(북 위생실)에 가세요?

북한이탈주민 환자 소변을 보려고 밤중에 3번 정도 깹니다. 오줌 횟수가 평상시보다 증가했습니다. 또 20분 이상 소변을 참을 수가 없습니다.

남한 의료진 전립선(북 섭호선)도 확인을 해 봐야겠습니다. 우선 소변 검사를 먼저 해야 하니, 소변을 담아와 주세요. 소변을 보시다가 중간부터 소변을 받으면 됩니다. 용기의 절반 정도 소변을 채워 주세요.

남북어휘 비교: 비뇨기계

남한말	북한말
방광	오줌깨, 방광
사구체	토리체
신우	신우,[32] 콩팥잔받이
요도	오줌길, 뇨도
음경	남근, 남경, 음경
전립선	섭호선, 전위선
빈뇨	오줌잦기
핍뇨	오줌적기증
다뇨	오줌많기증
무뇨	오줌없기증
요정체	오줌막히기
요도염	노도염, 오줌길염

32 북한의 『조선말대사전』에는 '신우'만 있고, '콩팥잔받이'도 동일한 의미로 사용된다.

16 요실금

진료과: 비뇨기과 외래 **환자 질환:** 요실금
상황: 60세 북한이탈 여성이 자주 소변이 새어 병원에 찾아온 상황.

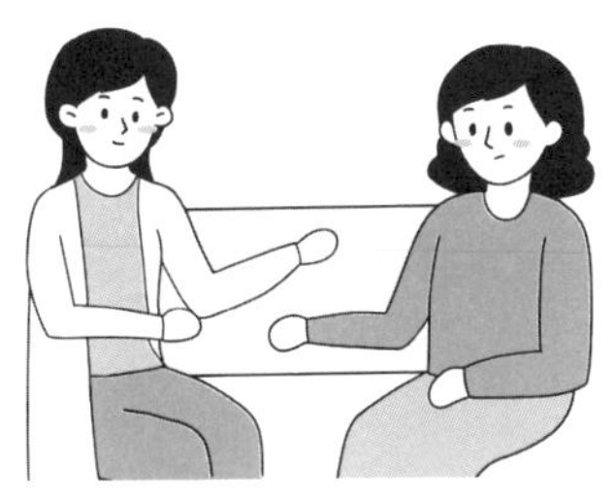

남한 의료진 안녕하세요. 어떻게 오셨나요? 어디가 불편해서 오셨나요?

북한이탈주민 환자 웃거나 재채기를 할 때 나도 모르게 소변이 찔끔찔끔 세는 바람에 속옷이 젖고, 갑자기 소변이 마려운 느낌이 있고 위생실(남 화장실) 가는 도중에 소변이 나와요. 소변을 볼 때 아래배(남 아랫배)가 불편하고 소변을 누어도 시원하지 않습니다.

남한 의료진 요실금(북 오줌새기)의 흔한 증상이에요. 65세가 넘은 사람 10명 중 1명은 이런 문제를 당할 거예요. 특히 분만(북 해산)을 많이 하게 되면 근육이 느슨해지면서 생길 수 있습니다.

북한이탈주민 환자 그렇다면 치료가 될 수 있습니까?

남한 의료진 물론이죠. 얼마 동안 그러셨죠?

북한이탈주민 환자 작년 이후부터 계속 있었습니다.

남한 의료진 정상적인 노화 현상일 수 있어요.

북한이탈주민 환자 그렇게 나이가 들지도 않았다고 생각했습니다.

남한 의료진 나이가 들면 골반 근육이 약해져 자기도 모르게 소변이 나오게 되고 이런 증상을 요실금(북 오줌새기)이라고 합니다.

북한이탈주민 환자 그럼 약을 먹어야 됩니까?

남한 의료진 약을 먹는 것도 필요하고, 현재 상태에서 골반 근육을 강화시키는 운동을 하셔야 합니다. 질 주위 근육을 조였다 펴기를 반복하는 것으로 항문(북 홍문) 조이기라고도 합니다. 숨을 들이마시고 멈춘 뒤 질 주위를 10초 동안 당기는 느낌으로 조여 줍니다. 10초 동안 조인 상태를 지속합니다. 숨을 천천히 내쉬면서 10초 동안 풀어 줍니다. 이 과정을 10회 반복하고, 하루에 4~5회 수행합니다.

남북어휘 비교: 요실금

남한말	북한말
분만	해산,[33] 분만
요실금, 오줌/소변찔끔증	뇨실금, 오줌/소변 찔끔증, 오줌새기 오줌새는병
소변 찔끔거린다	소변을 지린다
항문	홍문
화장실	위생실

33 북한 『조선말대사전』에도 '분만'이 있기는 하나, '해산대, 해산실, 해산예정일' 등 '해산'을 주로 쓴다.

17

치아우식증

진료과: 치과 **환자 질환:** 치아우식증(충치)

상황: 25세의 북한이탈주민 환자이며 치통이 있어 치과를 방문한 상황

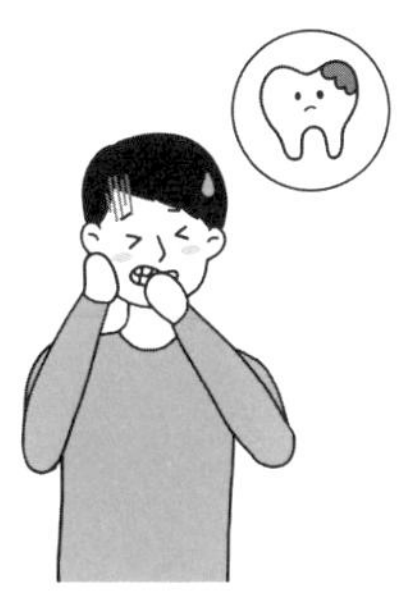

남한 의료진	안녕하세요? 어떻게 오셨나요?
북한이탈주민 환자	며칠 전부터 오른쪽 웃이(남 윗니)가 아파서 왔습니다.
남한 의료진	네, 그럼 한 번 볼까요? 편하게 누우시고 입을 벌려 '아' 해보세요.
북한이탈주민 환자	상태가 어떻습니까?
남한 의료진	잇몸에 염증이 좀 있고요. 치석(북 이돌)도 있어서 스케일링도 하셔야겠어요. 그리고 충치(북 삭은이)가 여러 개 있는데 엑스레이(북 렌트겐 선)를 찍어 봐야겠어요.
북한이탈주민 환자	네, 썩은 이빨(남 충치)이 몇 개나 있습니까?
남한 의료진	전체적으로 4개 정도 있지만 어느 정도 심한지는 엑스레이(북 렌트겐 선)를 봐야 할 것 같아요.
북한이탈주민 환자	네, 알겠습니다.

엑스레이 촬영 후

남한 의료진 충치(북 삭은이)가 깊지 않아서 잘 때우면 될 것 같아요. 아말감이나 레진, 인레이(금을 씌우는) 치료가 있는데 무엇으로 할까요?

북한이탈주민 환자 저는 리해/료해(남 이해)를 하지 못했습니다. 자세히 설명해 주십시오.

남한 의료진 네, 아말감은 금속으로 때우는 거고요. 가격이 가장 저렴해요. 레진은 치아와 같은 색깔을 내는 충전물입니다. 인레이는 금이나 세라믹으로 충치를 채워 주는 것을 말해요. 가장 비쌉니다.

남북어휘 비교: 치과

남한말	북한말
레진	-
아랫니	아래이
앞니, 어금니, 사랑니	앞이, 어금이, 사랑이
엑스레이	렌트겐 선
윗니	웃이(발음은 [운니])
이, 이빨	이, 이발(발음은 [이빨])
인레이(금씌우기)	-
충치	삭은이, 이삭기, 이삭기증, 이발카리에스
치석	이돌(발음은 [이똘]), 치석
치은, 잇몸	이몸(발음은 [인몸]), 치은

소아의 편도비대

진료과: 소아청소년과 **환자 질환:** 편도선염

상황: 북한이탈주민 보호자(엄마)가 5세의 아이를 데리고 소아과 외래에 내원한 상황

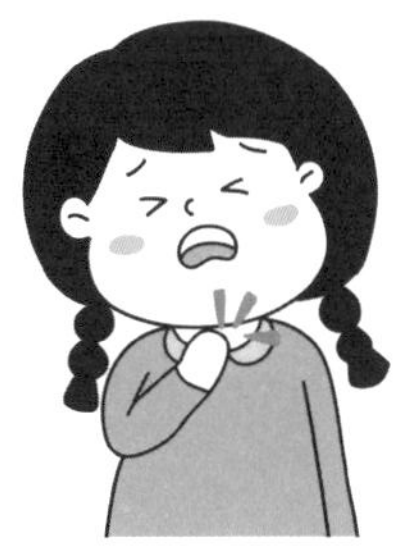

남한 의료진 아이가 어떻게 아파요?

북한이탈주민 보호자 선생님, 밥을 먹지 않고 계속 울어댑니다.

남한 의료진 혹시 침을 흘리지는 않던가요?

북한이탈주민 보호자 평상시에 침을 조금 흘리긴 합니다. 별로 신경을 쓰지 못했습니다.

남한 의료진 열이 나지는 않나요? 체온을 재보셨어요?

북한이탈주민 보호자 집에서는 재보지 못했습니다. 좀 전에 간호사 선생님이 재봤는데 37.6도라고 했습니다.

남한 의료진 (아이에게) 아… 해볼까? (보호자에게) 편도선에 염증이 생기면 아이들이 물도 삼키지 못하고 울기만 할 수도 있어요. 삼키는 것이 힘들기 때문에 침을 흘릴 수도 있어요. 자, 한번 봅시다.

북한이탈주민 보호자 선생님, 편도가 뿔어났습니까?[34](남 부었나요?)

남한 의료진 네, 편도가 조금 부어 있어요. 약 처방해 드릴게요.

34 '뿔어나다'는 북한 『조선말대사전』에 정식으로 실린 단어로 남한 『표준국어대사전』에는 없다.

북한이탈주민 보호자	네, 감사합니다. 약 먹으면 나을 수 있습니까? 밥도 안 먹고 잠도 안 자고 웁니다.
남한 의료진	네, 약 먹으면 나을 거예요. 따뜻한 물 마시게 하고 묽은 죽을 조금씩 먹도록 하세요.
북한이탈주민 보호자	네, 감사합니다.

남북어휘 비교: 상기도감염

남한말	북한말
부었다	뿔었다, 뿔어났다
후두개 (Epiglottic)	울대덮개, 후두개

소아의 기침

진료과: 소아청소년과 **환자 질환:** 호흡기질환

상황: 열이 나고 기침을 하는 소아를 데리고 보호자가 병원을 찾아옴

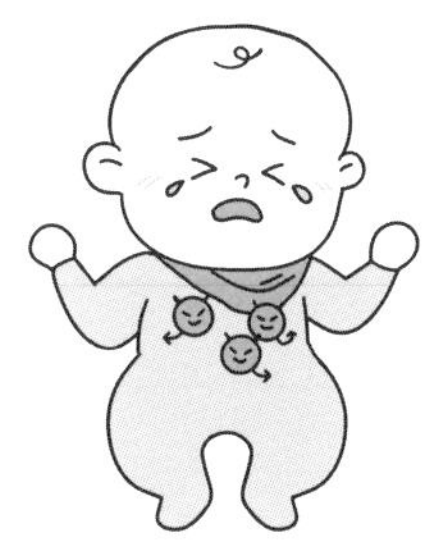

북한이탈주민 보호자	선생님, 아이가 열이 나고 기침하고 숨이 넘어갈 것 같아요.
남한 의료진	언제부터 열이 났나요? 젖을 빠는 건 어떤가요?
북한이탈주민 보호자	어제 낮에 약간 코물(남 콧물)이 있는 것 같았는데. 어제 저녁부터는 열이 있는 것 같은데, 재보지는 않았어요. 배는 고픈 것 같은데 젖을 물려도 울면서 안 먹어요. 코물(남 콧물)이 나면서 기침합니다. 기침할 때 젖을 토합니다.
남한 의료진	잠잘 때 얼굴이 벌겋게 되지는 않았나요?
북한이탈주민 보호자	네, 초저녁에는 좀 잤는데. 한밤중에 기침하면서 깨어났고, 많이 울면서 얼굴이 벌겋게 되었어요. 기침 때문에 그런 건가요?
남한 의료진	기침 때문일 수도 있고 열이 심해서 벌겋게 될 수도 있어요.
북한이탈주민 보호자	그런데 숨을 쉴 때 코를 자꾸 벌름거려요. 전에는 그런 증상 없었거든요.
남한 의료진	네, 청진 좀 해봅시다. 아기를 안고 옷을 조금 올려 주실래요?
북한이탈주민 보호자	네, 앞으로 안을까요?

남한 의료진	네, 등부터 호흡음을 들어 볼게요. 아기가 움직이지 않게 꼭 안아주세요. 폐렴(북 폐염)이 온 것 같네요. 흉부 엑스레이(북 렌트겐 선)를 찍어야 확실하게 알 수 있으니 우선 촬영하고 오세요.
북한이탈주민 보호자	네, 검사를 또 해야 합니까?
남한 의료진	엑스레이(북 렌트겐 선)를 찍으면 폐렴이 있는지 정확히 알 수 있어서 그렇습니다.

남북어휘 비교: 폐렴

남한말	북한말
등	잔등
숨이 차다	숨이 넘어가다
엑스레이(X-ray)	렌트겐 선
콧물	코물(발음은 [콘물])
폐렴	폐염

3

환자 교육 및 상담

1 식이

진료과: 내분비내과 **환자 질환:** 당뇨병

상황: 제2형 당뇨병 환자의 식이 교육을 하는 상황

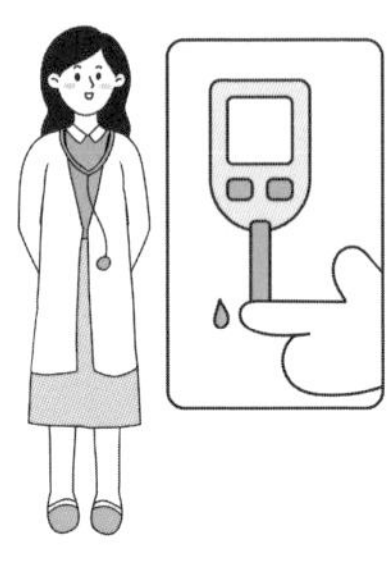

남한 의료진	혈당 수치가 높아지셔서 혈당약이 하나 더 추가되었어요. 매 식사 전에 챙겨 드시면 됩니다.
북한이탈주민 환자	당 수치가 왜 높아집니까?
남한 의료진	혈당을 조절하는 인슐린이란 호르몬에 반응이 저하되어 있어 그래요. 약을 드시고 계시니 음식 조절을 해야 됩니다.
북한이탈주민 환자	당 수치가 정상으로 되려면 어떤 음식을 먹어야 합니까?
남한 의료진	매 끼니 현미밥과 채소(북 남새) 반찬을 같이 드세요. 간식으로 캐러멜(북 캬라멜), 젤리(북 쩨리)를 먹지 말고 도넛(북 도나트)과 카스텔라(북 카스테라)도 드시지 마세요.
북한이탈주민 환자	당이 떨어졌을 때 위급 시 먹으라고 과일단물(남 과일주스)을 하나씩 챙겨놓으라고 하던데요.
남한 의료진	어지러움이나 떨림 등의 저혈당 증상이 있을 때만 주스를 드시고 평소에 드시는 것은 권하지 않아요. 주스에 당이 많이 포함되어 있어요.
북한이탈주민 환자	네, 그렇게 하겠습니다.

남북어휘 비교: 간식

남한말	북한말
과일주스 (juice)	과일단물
도넛 (doughnut)	도나트, 가락지빵
소시지	고기순대/ 꼴바싸(колбаса), 칼파스(колбаса)/ 쏘세지
와플 (waffle)	구운빵지짐
잼 (jam)	단졸임, 쨤
젤리(jelly)	쩨리, 단묵
채소 (vegetable)	남새
카스텔라(castella)	카스테라, 단설기, 설기빵
캐러멜 (caramel)	캬라멜, 기름사탕
케이크 (cake)	뚈뜨(торт, 러시아어)
탄산음료, 청량음료	탄산단물
햄버거(hamburger)	고기겹빵

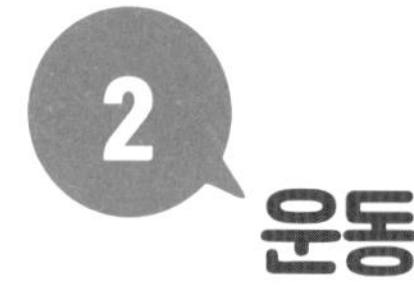

운동

진료과: 내과　　　　　　　　**환자 질환:** 고혈압, 비만
상황: 고혈압 환자의 운동 교육, 지역사회 보건소 이용을 독려하는 상황

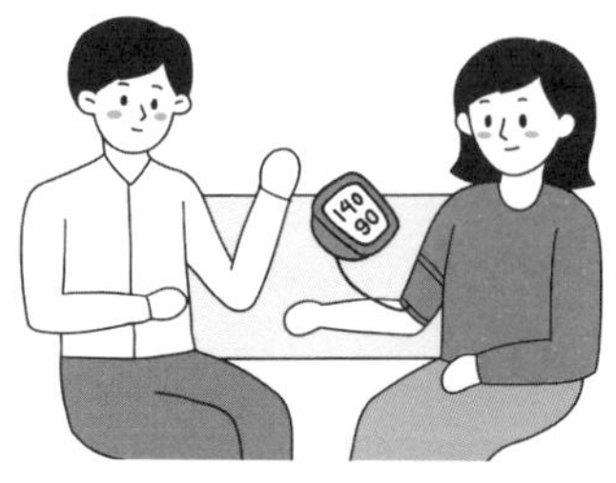

남한 의료진 오늘 측정한 혈압은 140/90mmHg로 나오셨어요. 혈압이 평소보다 올라갔어요.

북한이탈주민 환자 살까기(남 다이어트)를 하면 혈압이 낮아집니까?

남한 의료진 네, 현재 키에 비해 몸무게가 많이 나가서 체질량지수(BMI)가 높아요. 과체중이라는 말이에요. 그렇기 때문에 체중을 줄이시는 것도 좋죠. 혹시 담배를 피우십니까?

북한이탈주민 환자 담배를 끊지 못하겠습니다.

남한 의료진 담배의 니코틴은 몸에 해로운데 특히 혈관을 좁아지게 해서 혈압에도 영향을 미쳐요. 집 주변에 혹시 보건소가 어디 있는지 아십니까?

북한이탈주민 환자 저희 집 큰 사거리에 보건소가 있던데 진료소와 다릅니까?

남한 의료진 네, 남한에서는 주치의가 따로 지정되어 있지는 않고 예방접종 등의 건강관리를 챙기는 장소예요. 평소에 보건소에 가셔서 금연 교육을 받으시길 추천합니다.

북한이탈주민 환자 알겠습니다. 보건소에 가면 어떤 혜택을 받습니까?

남한 의료진 보건소에 가시게 되면, 질병에 맞는 음식 교육과 운동 교육을 정기적으로 받을 수 있어요. 보건소에서는 저렴하게 진료를 받으실 수 있습니다.

북한이탈주민 환자 네, 한번 보건소에 가 보도록 하겠습니다.

남북어휘 비교: 건강증진

남한말	북한말
니코틴(nicotine)	니꼬찐, 니코틴
다이어트, 체중감량	살까기, 몸까기, 여윔
보건소	(유의어) 진료소

남한과 북한의 다른 의료체계

- 남한의 보건소: 질병을 예방하고 환자를 진료하며 공중보건을 향상시키려고 각 지역에 둔 공공의료기관을 의미합니다.
- 북한의 진료소: 지역마다 설치된 1차 병원으로 의사 한 명이 관할 구역을 맡아 책임지고 진료하는 의사담당제로 운영됩니다.

3 투약

진료과: 호흡기내과 **환자 질환:** 천식

상황: 천식 환자의 분무제 사용을 교육하는 상황

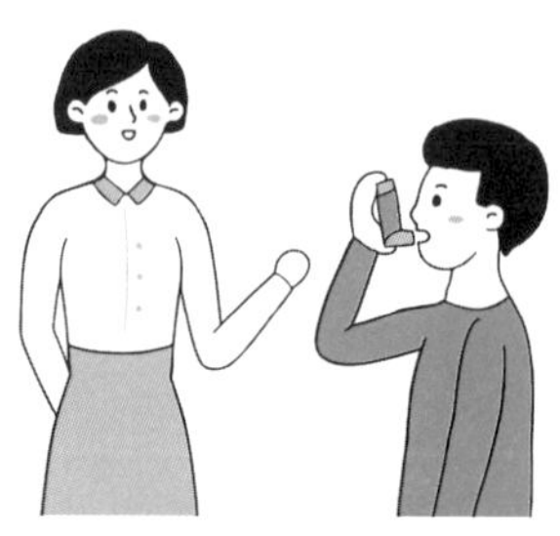

남한 의료진 이제부터 천식약에 대해 설명해 드리고자 해요. 숨 쉬는 것이 힘들다고 느끼실 때 분무제(북 공기졸약제)를 사용하시면 돼요.

북한이탈주민 환자 기침이 자주 나면서 갑자기 숨을 쉬는 것이 힘들어질 때가 있는데 그때 사용하면 되겠군요. 어떻게 사용합니까?

남한 의료진 네, 사용법은 간단합니다. 일단 숨을 내쉰 후(북 크게 그어보신 후) 분무기 끝에 입술을 갖다 대고 3초 동안 숨을 들이마시세요.

북한이탈주민 환자 이렇게요?

남한 의료진 네, 그리고 천식 발작이 나타나지 않으려면, 평소에 기침약을 꾸준히 챙겨 드시는 것도 도움이 됩니다. 지금 드리는 시럽(북 시롭)을 식사 후에 드셔 보세요.

북한이탈주민 환자 네, 알겠습니다.

남북어휘 비교: 약제

남한말	북한말
분무제(inhalers), 흡입기(metered dose inhaler)	공기졸약제, 분무기
수면제	잠약
시럽, 물약 (syrups)	시롭, (단) 물약
안약, 점안액, 안연고	눈약 (구분 없이 통용)
연고 (ointment)	연고, 고약
이뇨제	오줌내기약
캡슐, 알약 (capsule)	교갑, 카프셀
항히스타민제	탈감작제, 항히스타민약
해열제	열내림약, 열내리기약, 해열제, 해열약
숨을 내쉬다	크게 그어보다/내그어보다

수술 후 통증관리

진료과: 외과　　**환자 질환:** 맹장염
상황: 수술 후 통증관리가 필요한 상황

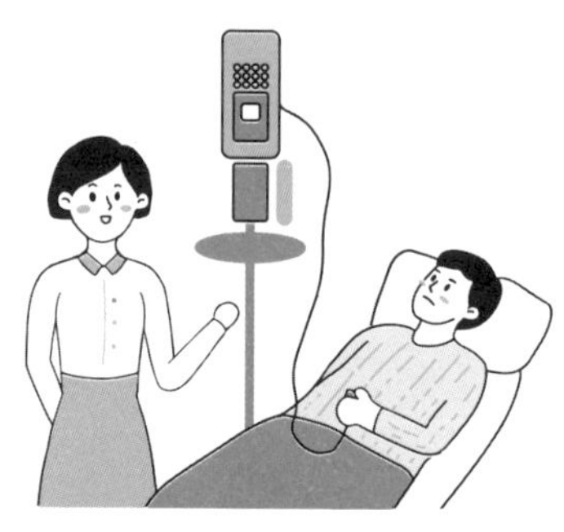

남한 의료진 수술이 끝나고 통증은 어떠세요?

북한이탈주민 환자 수술한 부위가 아프긴 해도 참아 보려고 합니다.

남한 의료진 진통제(북 아픔멎이약)가 들어가고 있으니, 자가통증조절장치를 통해 아플 때마다 버튼(북 스위치)을 눌러주세요.

북한이탈주민 환자 이게 아픔을 멎게 해주는 약입니까?

남한 의료진 네, 아플 때 참지 마시고, 버튼을 눌러도 아픔이 멎지 않거나 도움이 필요하시면 다시 불러 주세요. 부작용(북 부반응)으로 졸릴 수 있어요.

북한이탈주민 환자 네, 알겠습니다.

남북어휘 비교: 진통제 투약

남한말	북한말
버튼 (button)	스위치, 단추
부작용	부작용, 부반응
진통제	진통제, 아픔멎이약

5 골절 후 자가관리

진료과: 정형외과 **환자 질환**: 골절

상황: 골다공증이 있는 노인이 골절 후 석고붕대 적용 중인 환자의 경과 관찰

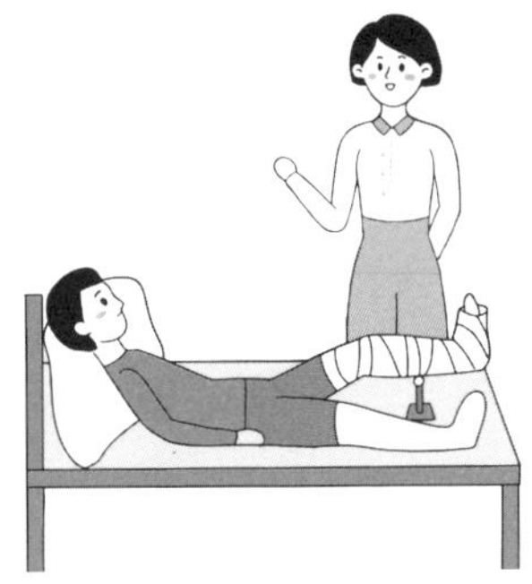

남한 의료진	넘어지면서 다리 골절이 발생해서 수술한 부위에 석고붕대를 해드렸어요.
북한이탈주민 환자	뼈가 부러져서(남 골절되어) 아픈 것도 힘든데 기프스(남 석고붕대)를 하니, 샤와(남 샤워)도 못하고 답답합니다.
남한 의료진	네, 당분간은 답답하시겠지만 석고붕대를 한 상태로 지내야 뼈가 잘 붙어요.
북한이탈주민 환자	그럼 얼마나 기프스를 해야 합니까?
남한 의료진	보통 3~4주 정도는 걸려요. 정기적으로 엑스레이(북 렌트겐 선)를 찍어서 뼈가 잘 붙고 있는지 경과를 지켜볼 예정이에요.
북한이탈주민 환자	얼른 나아지면 좋겠습니다.
남한 의료진	환자분은 뼈가 약해지는 골다공증(북 골송소증)이 있어서 앞으로도 보행하실 때 조심하셔야 해요. 쾌차하시길 바랍니다.

남북어휘 비교: 정형외과 치료관리

남한말	북한말
골다공증	골송소증, 뼈송소증
깁스, 석고붕대	석고붕대, 기프스, 키브스
뼈가 부러지다, 골절	뼈가 뿌러지다, 부러지다, 골절
샤워(shower)	목욕, 샤와
엑스레이(X-ray)	렌트겐 선

III

남북한 의학용어 비교표

영문용어	북한용어	남한용어
1. 신체 계통별 해부용어		
1) 신체 부위		
Condyle	마디턱, 과, 륭기, 관절돌기	과, 관절융기, 관절돌기, 과상돌기
Crest	볏, 즐, 릉선	능선, 즐, 융선
Fossa	와, 우묵, 우묵이	와, 목, 우묵
Loop	고리, 올가미, 계제	고리, 계제, 루프
Malleolus	복사뼈	복사뼈, 과
Median	정중, 복판	정중
Plexus	총, 덤불	총, 얼기
Trochanteric fossa	돌리개사이우묵이, 전자와	돌기오목, 전자와
Tubercle	결절, 불룩이, 매듭	결절, 융기
2) 신경계		
Abducens nerve	바깥돌림신경, 외선신경	외전신경, 외선신경, 가돌림신경
Accessory nerve	덧신경, 부신경	부신경, 더부신경
Brachial plexus	상박신경총, 웃팔신경덤불	상완신경총, 위팔신경얼기
Central sulcus	중심홈, 중심구	중심구, 중심고랑
Cerebral peduncle	큰뇌다리, 대뇌각	대뇌각, 대뇌다리
Cranial nerve	뇌신경, 골신경	뇌신경
Dendrite	수지상돌기	수상돌기, 수지상돌기, 가지돌기
Dura mater	경뇌막, 굳은뇌막	경뇌막
Falx cerebelli	작은뇌낫, 소뇌겸	소뇌겸, 소뇌낫
Falx cerebri	큰뇌낫, 대뇌겸	대뇌겸, 대뇌낫
Femoral nerve	넙적다리신경, 대퇴신경	대퇴신경
Glossopharyngeal nerve	혀목안신경, 설인신경	설인신경
Interventricular foramen	추간공	추간공, 척추간공, 척추사이구멍
Maxillary nerve	웃턱신경, 상악신경	상악신경, 위턱신경
Mesencephalon	가운데골, 가운데뇌, 중뇌	중간뇌, 중뇌

영문용어	북한용어	남한용어
Oculomotor nerve	동안신경, 눈놀림신경	동안신경, 눈돌림신경
Optic nerve	보는신경, 시신경	시신경
Pia mater	연뇌막	연막, 연뇌막, 연질막
Radial nerve	노뼈신경, 요골신경	요골신경
3) 심혈관계		
Anastomosis	문합, 문합술, 맞물림수술	문합, 문합술
Ascending aorta	상행대동맥, 올리대동맥	상행대동맥, 오름대동맥
Base of heart	심장기저	심저부, 심장바닥
Brachial artery	상박동맥, 웃팔동맥	상완동맥, 위팔동맥, 상박동맥
Capillary	모세관, 모세혈관, 실피줄	모세혈관
Celiac trunk	배안동맥, 복강동맥	복강동맥
Cerebral arterial circle	뇌동맥고리, 대뇌동맥륜, 대뇌동맥환	대뇌동맥륜, 대뇌동맥환, 대뇌동맥고리
Coronary artery	심장동맥, 관상동맥	관상동맥
Coronary sinus	관상정맥동, 심장정맥굴	관상정맥동
Descending aorta	하행대동맥, 내리대동맥	하행대동맥, 내림대동맥
External carotid artery	겉목동맥, 외경동맥	외경동맥, 바깥목동맥
Facial artery	안면동맥, 얼굴동맥	안면동맥
Femoral artery	넙적다리동맥, 고동맥, 대퇴동맥	대퇴동맥
Foramen ovale	란원공, 새알모양 구멍	난원공
Fossa ovalis	란원와	난원와
Heart	심장, 염통	심장
Inferior Vena Cava(IVC)	아래큰정맥, 하대정맥, 하공정맥	하대정맥, 하공정맥
Inferior rectal vein	아래곧은밸정맥, 하직장정맥	하직장정맥
Intercostal artery	갈비사이동맥, 륵간동맥	늑간동맥
Internal carotid artery	속목동맥, 내경동맥	내경동맥
Internal jugular vein	속목정맥, 내경정맥	내경정맥

영문용어	북한용어	남한용어
Jugular foramen	경정맥공, 목정맥공	경정맥공
Left gastric artery	좌위동맥, 왼위동맥	좌위동맥
Lymphatic node	림파절	림프절
Lymphatic vessel(duct)	림파관	림프관
Lymphocyte	림파구, 림파세포	림프구
Maxillary artery	상악동맥, 웃턱동맥	상악동맥, 위턱동맥
Mesenteric artery	장간막동맥, 밸사이막동맥	장간막동맥
Middle rectal vein	중직장동맥, 가운데곧은밸동맥	중직장 정맥
Myocardium	심근층, 심장살층, 심근	심근, 심근층
Popliteal fossa	슬와, 오금	슬와
Radial artery	노뼈동맥, 요골동맥	요골동맥
Renal artery	신동맥, 콩팥동맥	신동맥, 콩팥동맥, 신장동맥
Subclavian artery	쇄골하동맥, 꺾쇠뼈밑 동맥	쇄골하동맥
Subclavian vein	쇄골하정맥, 꺾쇠뼈밑 정맥	쇄골하정맥
Superior Vena Cava(SVC)	웃큰정맥, 상공정맥, 상대정맥	상대정맥, 상공정맥
Thoracic duct	흉관, 가슴관	흉관, 가슴림프관
Ulnar artery	자뼈동맥, 척골동맥	척골동맥
Vertebral artery	추골동맥, 등뼈동맥	추골동맥, 척추동맥
4) 호흡기계		
Air duct, airway	숨길, 기도	기도
Air pore	숨구멍, 기공	기공
Alveolar duct	페포도관, 페포관	폐포관, 허파꽈리관
Apex of lung	페첨, 페끝	폐첨
Arytenoid cartilage	피렬연골	피열연골
Base of lung	페기저	폐저, 폐바닥
Bronchiole	기관지초, 모세기관지	세기관지, 기관세지, 모세기관지
Cricoid cartilage	고리삭뼈, 가락지삭뼈, 환상연골	윤상연골, 환상연골, 반지연골

영문용어	북한용어	남한용어
Epiglottic cartilage	울대덮개연골, 후두개연골	후두개연골
Ethmoid sinus	사골동, 채뼈굴	사골동, 벌집굴
Frontal sinus	전두동, 앞머리굴	전두동
Glottis	성문, 목청문	성문
Larynx	후두, 울대	후두
Lobar bronchi	분엽기관지	엽기관지
Lobule	소엽, 작은잎	소엽
Lung	페, 섭, 허파, 숨주머니	폐, 허파
Maxillary sinus	상악동, 웃턱뼈굴	상악동, 위턱굴
Mediastinum	종격, 세로벽	종격, 세로칸
Nasal cavity	비강, 코안	비강
Nasal septum	코칭, 코사이뼈, 코중격, 비중격	비중격
Paranasal sinus	부비강, 코곁굴	부비동
Parietal pleura	벽측흉막, 체벽륵막	벽측흉막
Pleura	륵막	흉막, 늑막, 가슴막
Respiratory bronchioles	호흡세기관지	호흡모세기관지, 호흡세기관지
Segmental bronchi	분절 기관지	구역 기관지
Thyroid cartilage	갑상연골, 방패삭뼈	갑상연골
Trachea	기관, 숨대	기관
Vocal cord	성대, 목청	성대
5) 소화기계		
Antrum	동, 강, 실, 움, 굴	동, 강, 실
Anus	홍문	항문
Appendix	충양돌기, 충수돌기	충수돌기, 충양돌기, 막창자꼬리
Ascending colon	올리결장, 올리불룩밸, 상행결장	상행결장, 올림잘록창자
Bile	담즙, 열물	담즙, 쓸개즙

영문용어	북한용어	남한용어
Bile duct	열물길, 열물관, 담관, 담도, 수담관	담관, 담도, 쓸개관
Bowel	밸, 장, 배알	장
Cecum	맹장, 막힌밸	맹장, 막창자
Colon	결장, 불룩밸	결장
Common bile duct	총담관, 온열물관	총담관
Cystic duct	담낭관, 열주머니관	담낭관
Descending colon	내리불룩밸, 하행결장	하행결장, 내림잘록창자
Duodenum	ㄷ자밸, 십이지장	십이지장
Epiglottis	회염, 울대덮개	후두개, 회염
Fundic gland	고유위선, 기저선	위저선, 위기저선, 위바닥샘
Gall bladder	열주머니, 쓸개, 담, 담낭	담낭, 쓸개
Greater omentum	대망(막), 위결장망막	대망
Hepatic flexure	우측결장만곡	간굽이, 간만곡, 오른창자굽이
Ileum	회장, 구불밸	회장, 돌창자
Intestinal villi	소장융모	장융모
Large intestine	대장, 굵은밸	대장, 큰창자
Mesentery	장간막, 밸사이막	장간막
Mucous membrane	점막, 점액막	점막
Omental bursa	망막낭	망낭, 그물막주머니
Palatine tonsil	구개편도, 입천장편도	구개편도
Pancreas	취장, 췌장, 이자	췌장, 이자
Pancreatic duct	취관, 췌관	췌관
Parotid gland	귀밑선, 이하선	이하선, 귀밑샘
Peritoneum	복막, 배막	복막
Polyp	폴리프, 용종	용종, 폴립
Pylorus	날문, 유문	유문
Rectum	곧은밸, 직장	직장, 곧창자
Retroperitoneal organ	후복막장기	복막후장기, 복막후기관
Saliva	침, 타액, 구액	타액, 침

영문용어	북한용어	남한용어
Salivary gland	타액선, 침선	타액선, 침샘
Sigmoid colon	에스자상결장, ㄹ자불룩밸	S상결장, s자결장, 구불창자, 구불잘록창자
Small intestine	가는밸, 소장	소장, 작은창자
Soft palate	연구개, 무른입천장	연구개, 여린입천장
Spleen	기레, 지레(사투리)	지라, 비장
Stellate cell	별모양세포	성상세포, 별세포
Sublingual gland	혀밑선, 설하선	설하선, 혀밑샘
Submandibular gland	턱밑선, 악하선	악하선, 턱밑샘
Transverse colon	횡행결장, 가로불룩밸	횡행결장, 가로잘록창자
Visceral peritoneum	내장복막, 내장배막	장측복막, 내장복막
6) 내분비계		
Adrenal cortex	콩팥웃선겉질, 신상선피질, 부신피질	부신피질
Adrenal gland	콩팥웃선, 신상선, 부신	부신
Adrenal medulla	콩팥웃선속질, 신상선수질	부신수질
Antidiuretic hormone, vasopressin	바조프레씬, 항리뇨호르몬	항이뇨호르몬, 바소프레신
Axillary gland	액와림파절, 겨드랑이림파결절	액와선, 겨드랑이선
Endocrine gland	내분비선, 호르몬선	내분비선, 내분비샘
Follicle-stimulating hormone(FSH)	려포자극호르몬, 난포자극호르몬	여포자극호르몬, 난포자극호르몬
Luteinzing hormone(LH)	황체화호르몬, 황체자극호르몬	황체형성호르몬, 황체화호르몬
Parathyroid gland	방갑상선, 부갑상선, 상피소체	부갑상선, 부갑상샘, 상피소체
Progesterone	누렁체호르몬, 황체호르몬, 프로게스테론	프로게스테론, 황체호르몬
Thyroid gland	갑상선	갑상선, 갑상샘

영문용어	북한용어	남한용어
7) 비뇨생식계		
Amnion	모래집막, 양막	양막
Bladder	오줌깨, 방광	방광
Cervix	자궁경관	자궁경부, 자궁경관
Decidua	탈락막, 떨어진 막	탈락막
Ejaculatory duct	사정관, 사출관	사정관
Embryo	배자, 배, 배태	배아
Epididymis	부고환, 고상체	부고환
Estrogen	려포호르몬, 란포호르몬	에스트로겐
Fetus	태아, 태아이	태아
Glomerulus	토리체, 사구체	사구체
Infundibulum	깔대기, 루두	깔대기, 누두
Isthmus	좁은부, 협부	협부
Mammary gland	젖선, 유선	유선
Menarche	초경, 첫 달거리	초경
Mesovarium	란소간막	난소간막
Ovarian follicle	란포	난포
Ovary	란소, 알집	난소
Ovum	알, 란자	난자
Penis	음경, 남근, 남경	음경
Perineum	샅, 회음	회음
Prostate	전위선, 섭호선	전립선
Renal cortex	콩팥겉질, 신피질	신장피질
Renal papilla	콩팥꼭지, 신유두	신장유두
Renal pelvis	신우, 콩팥잔받이	신우
Renal tubule	세뇨관, 콩팥 잔관	세뇨관
Salpinx, oviduct, uterine tube, fallopian tube	란관, 수란관, 알관, 나팔관	난관, 수란관, 나팔관, 자궁관
Ureter	뇨관, 오줌관	요관
Urethra	뇨도, 오줌길	요도
Urethral sphincter	뇨도괄약근	요도괄약근, 요도조임근

영문용어	북한용어	남한용어
Vestibule	앞뜰, 전정	전정
Vulva	외음, 겉음부	외음부
8) 근육계		
Abduction	벌리기, 외전	외전
Abductors	벌림살, 외전근	외전근
Achilles tendon	아킬레스건, 뒤축 힘줄	아킬레스건
Adduction	모으기, 내전	내전
Aponeurosis	힘줄막, 건막	건막, 널힘줄
Biceps brachii muscle	웃팔두머리살, (상)박이두근, 이두박근	상완이두근
Biceps femoris muscle	넙적다리두머리살, 대퇴이두근	대퇴이두근
Bone conduction	뼈전도	골전도
Cardiac muscle	심장살, 심근	심근
Deltoid muscle	삼각살, 삼각근, 삼릉근	삼각근
Diaphragm	가름막, 사이막, 횡격막, 격막	횡격막, 가로막
External intercostal muscle	겉갈비사이살, 외륵간근	외늑간극
Fascia	힘살막, 살막, 근막	근막
Flexion	굽히기, 굴신	굽힘, 굴곡, 굴신
Flexor	굴근, 굽힘살	굴근
Gastrocnemius muscle	장딴지살, 비장근	비복근, 장딴지근
Gluteus maximus muscle	큰볼기살, 대둔근	대둔근
Gluteus medius muscle	가운데볼기살, 중둔근	중둔근
Gluteus minimus muscle	작은볼기살, 소둔근	소둔근
Iliacus muscle	밸뼈살, 장골근	엉덩근, 장골근
Infraspinatus muscle	극하근, 가시아래살	극하근, 가시아래근
Inversion	내번, 전위, 도착	내번, 전위, 역위
Involuntary muscle	미끈살, 불수의근, 활평근	불수의근, 제대로근
Latissimus dorsi muscle	배활근, 등넙적살	광배근, 넓은등근

영문용어	북한용어	남한용어
Masseter	깨물기살, 교근	교근, 깨물근
Meniscus	반달판, 반월판	반월판
Orbicularis oculi muscle	안륜근, 눈둘레살	안륜근, 눈둘레근
Orbicularsis oris muscle	구륜근, 입둘레살	구륜근, 입둘레근
Pectoralis major muscle	큰가슴살, 대흉근	대흉근, 큰가슴근
Peroneus longus muscle	긴가는 정갱이뼈살, 장비골근	장비골근, 긴비골근
Pirifomis muscle	리상근, 조롱박살	이상근, 궁둥구멍근
Platysma muscle	활경근, 얇은목살	광경근, 넓은목근
Procerus muscle	코뿌리살, 비근근	비근근, 눈살근
Pronation	회내, 안쪽돌리기	회내
Pronator	회내근, 안쪽돌림살	회내근
Psoas major muscle	큰허리살, 대요근	대요근, 큰허리근
Quadriceps femoris muscle	넓적다리네머리살, 사두고근	대퇴사두근, 넙다리네갈래근
Rectus abdominis muscle	배곧은살, 복직근	복직근, 배곧은근
Rhomboid major muscle	큰마름살, 대릉형근	대능형근, 큰마름모근
Serratus anterior muscle	전거근, 앞톱니살	전거근, 앞톱니근
Smooth muscle	무문근, 평활근	무문근, 평활근, 민무늬근
Soleus muscle	가재미살, 비목어근	가자미근, 넙치근
Sphincter	오무림살, 괄약근	괄약근, 조임근
Sternocleidomastoid muscle	가슴꺾쇠 뼈젖돌기살, 흉쇄유양근	흉쇄유돌근, 목빗근
Supination	바깥돌리기, 회외	회외
Supinator	바깥돌림살, 회외근	회외근
Teres major	큰둥근살, 대원근	대원근, 큰원근
Tibial anterior muscle	앞굵은정갱이뼈살, 전경골근	전경골근
Trapezius muscle	고깔살, 승모근	승모근, 등세모근
Vastus intermedius muscle	사이넙적다리살, 중간광근, 중간고근	중간광근

영문용어	북한용어	남한용어
Vastus lateralis muscle	바깥넙적다리살, 외측광근, 외측고근	외측광근
Vastus medialis muscle	안쪽넙적다리살, 내측광근, 내측고근	내측광근
Zygomaticus major muscle	큰광대뼈살, 대권골근	대관골근, 큰광대근, 대권골근
9) 골격계		
Acetabulum	확, 절구, 비구	관골구, 비구
Acromion	어깨봉우리, 어깨마루, 견봉	견봉, 어깨뼈 봉우리
Articular capsule	관절낭, 뼈마디 주머니	관절낭, 관절주머니
Articular cartilage	관절연골, 뼈마디 삭뼈	관절연골
Articular disc	관절반	관절디스크, 관절원반, 관절원판
Atlas	환추골, 가락지등뼈, 재역	환추, 제1경추
Axis	축추, 축등뼈	축추, 제2경추
Ball and socket joint	구관절	구상관절, 절구관절
Bursa	주머니, 낭, 점액낭	활액낭, 낭, 점액낭
Calcaneus	뒤축뼈, 발꿈치뼈, 근골	종골, 발꿈치뼈
Cartilage	연골, 삭뼈	연골
Clavicle	쇄골, 꺾쇠뼈	쇄골, 빗장뼈
Femur	비골, 넙적다리뼈	대퇴골, 넙다리뼈
Frontal bone	전두골, 앞머리뼈	전두골, 이마뼈
Greater trochanter	대전자, 큰돌리개	대전자
Humerus	웃팔뼈, 상박골	상완골, 위팔뼈
Hyoid bone	설골, 혀뼈	설골, 목뿔뼈
Iliac crest	장골즐, 밸뼈볏	장골능(선)
Ilium	장골, 밸뼈	장골
Ischium	좌골, 앉음뼈	좌골, 궁둥뼈
Lateral malleolus	외과, 외측과	외과, 외측관절융기
Maxilla	웃턱뼈, 상악골	상악골, 위턱뼈
Medial condyle	안쪽마디턱, 내측과	내과, 내측관절융기

영문용어	북한용어	남한용어
Metatarsal bone	발몸뼈, 중족골	중족골, 발허리뼈
Middle phalanx	가운데마디, 중절골	중절골, 중간마디뼈
Occipital bone	뒷머리뼈, 후두골	후두골, 뒤통수뼈
Ossification	골화, 화골, 뼈되기	골화, 골형성
Osteoblast	뼈될세포, 생골세포, 골아세포	조골세포, 골아세포
Parietal bone	웃머리뼈, 정수리뼈, 두정골, 로정골	두정골
Phalangeal bone	손가락뼈	지골, 손가락뼈
Radius	노뼈	요골
Rib	갈비, 갈비뼈, 륵골	늑골
Sacrum	천골, 엉덩뼈, 엉덩이뼈	천골, 엉치뼈
Scaphoid	주상골, 매생이뼈	주상골, 손배뼈
Scapula	어깨뼈, 견갑골, 죽지뼈	견갑골, 어깨뼈
Sphenoid bone	나비뼈	접형골, 나비뼈
Sternum	가슴뼈, 흉골	흉골, 복장뼈
Styloid process	줄기돌기, 경상돌기	경상돌기
Suture	꿰매기, 봉합	봉합
Syndesmosis	이음줄이음, 인대결합	인대결합
Synovial fluid	뼈마디미끌액, 활액	활액, 윤활액
Synovial membrane	활액막	활막, 윤활막
Tarsal bone	발목뼈, 족근골, 부골	족근골
Thoracic vertebra	가슴등뼈, 흉추, 흉추골	흉추
Thorax	흉곽, 가슴통	흉곽
Tibia	경골, 굵은정갱이뼈	경골, 정강이뼈
Vertebral body	등뼈몸, 추골체	척추체
Xiphoid process	검상돌기, 명치돌기	검상돌기, 칼돌기
Zygomatic bone	볼뼈, 광대뼈, 협골, 권골	관골, 광대뼈
10) 피부감각계		
Anterior	앞눈방, 전안방	전안방
Arrector pili muscle	소름살, 거근, 직립근	입모근, 털세움근

영문용어	북한용어	남한용어
Auditory tube, eustachian tube	귀관, 이관, 구씨관	유스타키오관, 이관
Auricle	귀바퀴, 이각	귓바퀴, 이개
Cemicircular duct	반규관, 삼반규관	반고리관, 세반고리관, 반규관, 삼반규관
Cerumen	귀지	귀지, 이구
Ceruminous gland	귀지선, 이도선	이도선, 귀지샘
Choroid	얽힘막, 맥락막	맥락막
Cochlea	달팽이, 와우각	달팽이관, 와우각
Conjunctiva	이음막, 결막	결막
Cornea	각막, 맑은막	각막
Endolymph	내림파, 속림파	내림프
External acoustic meatus	외청도	외이도, 외청도
Eyeball	눈알, 안구	안구
Hair bulb	털구멍, 모구	모구, 털망울
Hair follicle	털주머니, 모낭	모낭
Hair root	털뿌리, 모근	모근
Hair shaft	털줄기, 모간, 모경	모간, 털줄기
Hyperopia	원시, 멀리보기	원시
Iris	무지개막, 홍채	홍채
Macula flava, macula lutea, macular	황반, 황색반, 누렁얼룩	황반, 황색반
Malleus	마치뼈, 추골	추골, 망치뼈
Mastoid cell	유양봉과, 유취돌기봉과	유돌봉소
Mastoid process	젖돌기, 유양돌기, 유취돌기	유양돌기, 꼭지돌기
Membranous labyrinth	막성미로	막성미로, 막미로
Myopia	바투보기, 근시	근시
Nail	손발톱, 조각	손발톱
Nail matrix	손톱바닥, 조상, 조갑상	조갑기질, 조기질, 발톱 바탕질
Olfactory epithelium	냄새상피, 후각상피	후각상피

영문용어	북한용어	남한용어
Otolith	귀돌, 이석	이석, 귓돌
Oval window	란원창, 길둥근구멍	난원창, 전정창, 안뜰창
Pupil	눈동자, 동자, 동공	동공
Retina	그물막, 망막	망막
Round window	와우각창, 정원창	정원창, 와우창
Saccule	소낭, 구낭	구형낭, 소낭
Sebaceous gland	기름선, 피지선	피지선
Skin	살갗, 살가죽, 피부	피부
Spiral organ, corti's organ	라선기관, 코르티기관	나선기관, 코르티기관
Sweat gland	땀선, 한선	땀샘, 한선
Taste bud	맛방울, 미뢰	미뢰, 맛봉오리
Tympanic membrane	귀청, 고막	고막
Utricle	타원낭, 소와	난형낭
Vestibular organ	균형청각기	전정기관
2. 진료과별 주요용어		
1) 내과		
Abdominal pain	배아픔, 복통	복통
Abscess	종처, 종기	종기
Adrenal cortical hormone	콩팥웃선겉질호르몬	부신피질호르몬
Adrenal medullary hormone	콩팥웃선속질호르몬	부신수질호르몬
Adrenocorticotropic hormone	콩팥웃선겉질자극 호르몬	부신피질자극 호르몬
Ala nasi	코날개, 코방울, 코망울	콧방울, 콧망울(비표준)
Allergy	과민증, 알레르기, 알레르기아	알레르기
Alopecia	털빠짐증	탈모증
Anaerobic	산소꺼림성, 공기꺼림성	혐기성
Anal obstruction	홍문막힘	항문폐쇄
Anthracosis	탄폐증	탄분증
Anuria	오줌못누기	무뇨(증)

영문용어	북한용어	남한용어
Aortic arch	대동맥활	대동맥궁
Aphthous ulcer, glossitis	혀바늘, 쓰리(사투리)	혓바늘
Arthralgia	뼈마디 아픔, 관절통	관절통
Astigmatism	흩어보기, 란시	난시
Atelectasis	무기페	폐확장부전, 무기폐
Autotransfusion	자기수혈	자가수혈
Benign prostatic hyperplasia	전위선비대	전립선비대증
Bladder calculus	오줌깨돌증, 방광결석	방광결석
Bladder rupture	방광파렬	방광파열
Bordetella pertussis	백날기침균	백일해균
Bovine spongiform	미친소병	광우병
Callus, corn	떡살, 장알(손바닥의 굳은살)	굳은살
Cardiac tamponade	심장탐포나데	심장압전, 심장눌림증
Carotid artery	목동맥	경동맥
Cholecystitis	열주머니염, 담낭염	담낭염
Cholelithiasis	열돌증, 담석증	담석증, 담낭결석증
Chronic disease	긴날병, 만성병, 만성질환	만성질환
Cleft lip	웃입술파렬	구순열
Cleft palate	입천장터지기	구개파열
Coronary artery angiography	관상동맥 조영법	관상동맥 조영술
Cyanosis	자남색증, 자남증, 청색증	청색증
Cyst	주머니혹	낭종, 물혹
Dacryoadenitis	눈물선염	눈물샘염, 누선염
Deaf child	롱맹아	농맹아
Deer antlers	록용	녹용
Digestive disease	소화기질병	소화기질환
Dizziness	현증, 어지럼증, 현기증	현기증, 어지럼증
Dyspepsia	배덧, 배탈, 소화불량증	배탈, 소화불량
Dyspnea	숨가쁨, 호흡곤난	호흡곤란

영문용어	북한용어	남한용어
Elderly	로인	노인
Embolism	전색증	색전증
Enteritis	소대장염	장염
Epidemic keratoconjunctivitis	류행성각막결막염, 비루스성 각막염, 비루스성결막염	유행성 결막염, 유행성 각결막염
Epigastric pain, stomach ache	위아픔	위통
Erythyroderma, exfoliative dermatitis	홍피증	홍피증, 홍색피부증, 박탈(탈락)피부염
Eye rim	눈모서리, 눈가	눈가
Eyelash	살눈섭, 속눈섭	속눈썹
Frostbite	언상처, 동상	동상
Gag, retch	마른 구역질	헛구역질
Gastric hyperacidity	과산증, 위산과다증	위산과다
Gastritis	위장염, 위염	위염
Glaucoma	록내장	녹내장
Glossitis	혀염	설염, 혀염
Headache	골아픔, 머리아픔, 두통	두통, 머리아픔
Hearing Loss	가는귀먹기, 난청	난청
Hearing acuity	들을힘	청력
Heartburn	가슴 쓰리기, 가슴쓰림, 속쓰림	가슴쓰림, 속쓰림, 가슴작열감
Hematemesis	피게우기, 토혈	토혈
Hematochezia	혈변, 피똥, 홍찌(속어)	혈변
Hematuria	피오줌	혈뇨
Hemophilia	피나기병	혈우병
Herpes labialis	입뇌리	구순포진
Hordeolum, chalozion	다래끼, 깨지/따라치(사투리)	다래끼, 눈다래끼, 콩다래끼
Hyperhidrosis, excessive sweating	자한, 땀많기, 다한증	다한증, 땀과다증, 자한
Hyponatremia	저나트리움혈증	저나트륨혈증

영문용어	북한용어	남한용어
Immunostimulant	면역부활약, 면역자극약	면역촉진제
Immunosuppressant	면역억제약	면역억제제
Influenza virus	돌림감기 비루스	인플루엔자 바이러스
Intensive care unit	소생실	중환자실
Intestinal tuberculosis	장간막 림파절 결핵, 장결핵	장결핵
Intestinal bleeding	밸피나기, 장출혈	장출혈
Intestine	밸, 창자, 장	창자, 장
Kidney	콩팥	신장, 콩팥
Kwashiorkor	차라병(은어)	단백결핍성 소아영양실조, 콰시오르코르, 콰시오커
Labyrinthitis	속귀염	내이염
Laryngeal polyp	후두폴리프	후두폴립
Laryngo phthisis	울대결핵, 후두결핵	후두결핵
Lymph node	림파선	임파선
Medical complication	따라난병, 합병증	합병증
Melasma	검버섯, 기미	기미
Microcephaly	작은 머리증	소두증
Microcirculatory failure	미소순환장애	말초순환장애
Migraine	쪽머리아픔, 편두통	편두통
Mutation	갑작변이	돌연변이
Mycoplasma pneumonia	미코플라즈마 페염	마이코플라즈마 폐렴
Myringorupture	고막파렬	고막파열
Nasal bone	코뼈	코뼈, 비골
Nasal obstruction	코메기	코막힘
Nasal sound	코안소리, 코소리	비음
Neonatal brain injury	갓난아이 해산성 뇌장애	신생아 뇌손상
Neonatal jaundice	갓난아이 황달	신생아 황달
Nephritis	콩팥염	신장염
Nephrolithiasis, renal claculus	콩팥결석(증), 신석증, 콩팥돌증	신장결석, 콩팥결석

영문용어	북한용어	남한용어
Night blindness	밤눈증, 야맹증	야맹증
Nocturnal enuresis	밤오줌증	야뇨증
Oliguria	오줌량감소	핍뇨(증), 소변감소증
Oral thrush	흰입증	아구창, 구강 칸디다증
Osteochondrosis	뼈연골증	뼈연골증, 골연골증
Osteogenesis imperfecta	골형성부진증	골형성부전증
Osteomyelitis	뼈속염, 골수염	골수염
Osteoporosis	뼈송소증, 골송소증	골다공증
Osteosarcoma	뼈육종	뼈육종, 골육종
Otalgia	귀쏘기, 귀아픔, 귀앓이	이통, 귀앓이, 귀통증
Otitismedia, external otitis	겉귀길염, 외청도염	중이염, 외이도염
Overactive bladder	방광 신경증	과민성 방광
Paget's disease	변형성골염	파제트병, 변형성 골염
Palpitation	가슴 두근거림, 심계항진	심계항진
Pancreatic cancer	취장암	췌장암
Pancreatitis	취장염	췌장염
Paranasal sinusitis, rhinitis	코냄새증, 축농증, 부비강염	축농증, 부비동염
Parathyroid hormone	방갑상선 호르몬	부갑상샘 호르몬
Paroxysmal tachycardia	발작성빈박증, 발작성빈맥	발작성 빈맥
Periostitis	뼈막염	골막염
Pharyngitis	목안염, 인두염	인두염
Pheumonia	폐염	폐렴
Phlegmon, cellulitis	벌집염	봉와직염, 연조직염
Pneumoconiosis	진폐증, 먼지폐증	진폐증
Polycystic kidney	다발성낭포콩팥	다낭신장, 다낭신
Polyphagia	게걸증	다식증
Polyuria	오줌많기증	다뇨
Presbycusis	로인성 난청	노인성 난청
Prevention, prophylaxis	미리막이함, 예방	예방

영문용어	북한용어	남한용어
Proptosis, exophthalmos ophthalmoptosis, ophthalmocele	눈알 두드러지기, 눈알돌출, 안구돌출	안구돌출, 눈돌출
Prostate cancer	전위선암	전립선암
Protein	계란소, 단백질	단백질
Pug nose	발딱코, 들창코	들창코
Pulmonary tuberculosis	폐결핵	폐결핵
Pulmonary, thromboembolism	페전색증	폐색전증
Pyelonephritis	신우콩팥염	신우신염
Pyrolic stenosis	날문협착증, 유문협착증	유문협착증
Rabies	미친개병	광견병
Radiation exposure	방사선 쪼임	방사선 피폭
Radiation sickness	방사선병	방사능증
Renal failure	콩팥부전	신부전
Rheumatoid arthritis	류마치스성관절염, 류마치스관절질병	류마티스 관절염, 류마티스양 관절염
Rhinitis	코염	비염
Roundworm	거위	회충
Sepsis neonatorum	갓난아이 패혈증	신생아 패혈증
Skeletal muscle relaxants	골격근 이완약	골격근 이완제
Smallpox	천연두, 곰보병, 마마, 마누라병(사투리)	천연두, 곰보병
Snoring	코나발(속어)	코골이
Splenomegaly	비종	비장종대, 비종, 비장비대
Squint, strabismus	사팔눈, 삘눈(속어)	사시
Stenosis of eustachian tube	귀관협착증	이관협착증
Striated muscle	가로무늬살	횡문근, 가로무늬근, 가로무늬살
Sudamina	땀띠	땀띠, 한진

영문용어	북한용어	남한용어
Sudden death	갑작죽음	돌연사
Tinea	흰버짐	백선
Tinnitus	귀울이, 귀울림	이명, 귀울림
Tongue cancer	혀암, 설암	설암
Tongue fur, tongue coating	혀이끼	설태
Tube feeding	관영양법	튜브영양(법), 경관영양(법)
Tuberculous pleuritis	결핵성 륵막염	결핵성 늑막염
Urethritis	뇨도염, 오줌길염	요도염
Urinary retention	오줌막히기	요정체, 요폐색, 요폐
Urinary tract	뇨로	요로
Urticaria	가렴돋이, 두드러기	두드러기
Ventilation	공기갈이	환기
Villus	부들털	융모
Visual angle	보는각, 시각	시각
Visual cell	보는세포, 시세포	시세포
Vital capacity	페활량	폐활량
Vitiligo	흰무늬증	백반증
Vomiting	게우기	구토
Whooping cough	백날기침	백일해
Wilson's disease	간-렌즈핵변성증	윌슨병, 간렌즈핵변성증
Xerophthalmia	안구건조증	눈마름증, 안구건조증
2) 외과		
Abscess	고름집	농양, 고름집
Ankle sprain	발목념좌	발목염좌
Cast	기프스, 키브스(비문화어)	깁스, 기브스(비표준), 캐스트
Cervical sprain	경추념좌	경추염좌
Cystolithotripsy	방광채석술	방광쇄석술
Dislocation, luxation	뼈어김	탈구
Extirpectomy	도려내기, 적출	적출
Fester	고름헌데	농창

영문용어	북한용어	남한용어
Fracture	뼈부러지기	골절
Head injury	머리외상	두부외상, 머리외상
Hivd	허리증	허리디스크
Laparotomy	배열기 수술, 개복수술	개복수술
Lumbar spraion	요추념좌	요추염좌
Nephrolitholapaxy	콩팥채석술	신장쇄석술
Transplantation	옮겨붙이기 수술, 이식수술	이식수술
Umbilical hernia	배꼽헤르니아	배꼽탈장, 배꼽헤르니아
3) 정신의학과		
Alzheimer's disease, dementia	알츠하이메르치매, 머저리병(비문화어)	알츠하이머병, 치매
Anger	밸풀이, 화풀이	화풀이
Aphasia	말잃기증	실어증
Autism	자페증	자폐증
Bipolar disorder	기쁨슬픔병, 조울병	조울병, 조울증
Brain	뇌수, 뇌	뇌
Catatonia	목석증	긴장증
Cervicothoracic ganglion	별모양신경절	경흉신경절, 목가슴신경절, 성상신경절, 별신경절
Depression, neurosis	슬픔증, 울증	우울증
Epilepsy	간질병, 전간, 기병/닭지랄병(사투리)	간질, 뇌전증, 전간
Forgetfulness	잊음증, 건망증	건망증
Hiccup	딸꾹질, 패끼/피게(사투리)	딸꾹질
Mania	조병	조증
Malingering	건병, 꾀병	꾀병
Masked depression	가면울병	가면 우울증
Mental disorder	정신병, 신경병(비공식어)	정신질환, 정신병, 정신이상
Mental hospital	49호 병원	정신병원
Methyl alcohol intoxication	메타놀 중독	메틸 알코올 중독

영문용어	북한용어	남한용어
Muscular atrophy	힘살위축증, 근위축증	근위축증
Neuropsychiatry	49호 예방과	정신건강의학과
Parkinson's disease	진전마비, 떨림마비	파킨슨병
Psychopathic patient	정신병자, 신경환자/신경병자(비공식어)	정신병자, 정신질환자
Schizophrenia	정신분렬증, 정신분렬병	정신분열증, 조현병
4) 산부인과		
Anovular menstruation	무배란성달거리	무배란 월경
Breast cancer	젖암, 유선암	유방암
Castration	불치기, 거세	거세
Cesarean section	자궁절개해산술, 애기집가르기, 제왕절개술	제왕절개술
Condom	고무주머니	콘돔
Dysmenorrhea	달거리 아픔	생리통
Ectopic pregnancy	자궁밖임신	자궁외임신, 자궁밖임신
Emesis	입쓰리, 입덧	입덧, 임신오조
Episiotomy	회음째기	회음 절개
Hydramnios	모래집물많기증, 양수과다증	양수과다증
Induced abortion	애지우기, 인공류산, 임신중절	임신중절, 인공유산
Leukorrhea	랭, 대하, 이슬	냉, 대하, 이슬
Loop	고리, 루프, 올가미	루프, 고리
Mastalgia, mastodynia	젖몸아픔, 젖몸앓이	유방통
Mastopathy	젖선증, 유선증	유선증
Mature fetus	자란아이, 성숙아	성숙아
Mens	달거리피	생리혈
Menstrual disorder	달거리 이상	월경이상
Menstruation	달거리, 위생, 월경	월경
Milk engorgement	젖울체증	모유 정체
Nipple laceration	젖꼭지트기	유두열상
Normal(vaginal) delivery	정상해산	자연분만, 질식분만

영문용어	북한용어	남한용어
Premature fetus	달못찬 아이	미숙아
Sanitary pad	위생대	생리대
Spontaneous abortion	자연류산, 류산	자연유산
Term	몸풀달, 해산달	해산달
Unmarried mother	해방처녀	미혼모
Uterine rupture	자궁파렬	자궁파열
-	여덟달내기, 팔삭동이	팔삭둥이
5) 비뇨기과		
Barium enema	바리움 관장	바륨관장
Catheter	카테테르, 도관	카테터
Flatulence	헛배부르기, 고창	고창
Foley catheter	류치카테테르	유치도뇨관, 폴리카테터
Hematuria	피오줌, 혈뇨	혈뇨
Ileus, intestinal obstruction	장불통증, 밸막힘증	장폐색증
Proteinuria	단백오줌	단백뇨
Rectal tube	홍문관, 곧은밸삽입관, 직장관	직장관
Retention	보류관장	정체관장, 보류관장
Stoma	루공	누공, 장루
Urinalysis	오줌검사, 오줌분석	소변검사, 요분석
Urinary frequency	뇨빈삭, 오줌잦기, 뇨의빈삭	빈뇨(증)
Urinary incontinence	뇨실금, 오줌새기	요실금, 소변찔끔증
6) 치과		
Abutment	기둥이, 지대이발	지대치
Alveolar arch	이틀활	치조궁, 이틀활
Alveolar bone	이틀뼈	치조골, 이틀뼈
Alveolar canal	이틀관	치조관, 이틀관
Alveolar process	이틀도드리	치조돌기, 이틀돌기
Ameloblast	법랑질싹세포	법랑모세포
Ameloblastoma	법랑종	법랑아세포종

영문용어	북한용어	남한용어
Anal fissure	이발렬, 치렬	치열
Antagonist tooth	맞선이, 대항이발	대합치
Aphthous stomatitis	아프타성입안염	아프타성구내염
Apicoectomy	이뿌리끝절제술	치근단절제술
Articulator	맞물개, 교합기	교합기
Artificial crown	인공관	인공치관, 인공치아관, 계속치관
Artificial root canal	인공이뿌리관	인조치근관
Artificial tooth	인공이발	인공치
Attached gingiva	부착이몸	부착치은
Bisecting angle technique	입안접촉촬영법 2등분법	등각촬영법, 이등분각촬영법
Bitewing radiography	날개 물고 찍는법	교익촬영법
Bridge	다리이(발)	가공의치, 브리지
Bruxism	이갈기, 이발갈기, 이갈이	이갈이, 이갈기
Buccinator muscle	볼살	협근, 볼근
Bur	뚫(우)개	버, 천공기
Canal enlargement	뿌리관 넓히기	근관확대
Canal filling	뿌리관 메우기	근관충전
Canine	송곳이	견치, 송곳니
Canine fossa	송곳이 우묵이	견치와
Cavity	땔구멍	와동
Cavity filling	땔구멍메우기	와동충전
Cavity preparation	땔구멍만들기	와동형성
Cement spatula	세멘트 혼합기	세멘트 스파츌라
Cementum	세멘트질	시멘트질
Central incisor	첫째앞이	중절치, 중심앞니
Chewing	씹기	저작, 씹기
Chisel scaler	끌형 치석제거기, 끌형 이돌제거기	치즐 스케일러
Clasp	갈구리	클래스프, 갈고리
Cleft lip	웃입술파렬, 언청이	구순열, 입술갈림증

영문용어	북한용어	남한용어
Cleft palate	입천장터지기	구개열, 입천장갈림
Clenching	이발악물기	이악물기
Crowding	무데기나기	총생
Deciduous molar	젖어금니	유구치
Deep bite	심교합, 깊은맞물기	심피개교합
Dental calculus	이돌, 치석	치석
Dental caries	삭은이, 이삭기(증)	충치, 치아우식증
Dental crown	이머리	치아머리, 치관
Dental floss	실이새닦개, 이새실	치실
Dental implant	구강 임플란트	치과 임플란트
Dental malformation	이발의 기형	치아기형
Dental plaque	이때, 이발때	치태
Dental prosthesis	구강정형물	치과보철물
Dental pulp	이속	치수
Dental radiography	구강과렌트겐촬영법	치과방사선사진촬영법
Dental root	이뿌리	치아뿌리, 치근
Dental stone	굳은석고	경석고
Dental tissue	이발질	치아조직, 치조직
Dentistry	구강과	치과
Denture	틀이	의치, 틀니
Denture base	틀이상	의치상
Denture brush	틀이치솔	의치솔
Desquamative gingivitis	박탈성 이몸염	박리성 치은염
Development of jaw	턱뼈발육	악골발육
Dimple	볼샘, 오목샘, 웃음샘, 보조개, 볼우물	보조개, 볼우물, 볼샘
Drying of cavity	땔구멍말리기	와동건조
Edentulous jaw	이발이 전부 빠진턱, 무치악	무치악
Endodontic therapy	뿌리관 치료	근관치료
Eugenol cement	오이게놀세멘트	유지놀시멘트
Extraction	이뽑기	발치

영문용어	북한용어	남한용어
File	줄칼형 치석제거기	파일
Filling	채우기	충전
Filling material	채움감	충전재료
First molar	첫째큰어금이	제1대구치
First premolar	첫째작은어금이	제1소구치
Fixed bridge	고정틀이	고정식 가공의치, 브릿지
Free gingiva	유리이몸	유리치은
Frenectomy	계대절재술	소대절제술
Full denture	옹근틀이, 전부틀이	총의치, 전부상의치
Furcation involvment	이뿌리분기부병조	치근이개부 병변
General anesthesia	온몸마취, 전신마취	전신마취
Gingival bleeding	이몸출혈	치은출혈
Gingival border	이몸기슭	잇몸모서리
Gingival enlargement	이몸비대	치은비대증
Gingival epithelium	이몸상피	치은상피
Gingival hyperplasia	이몸증식	치은증식, 잇몸증식
Gingival pocket	이몸주머니	치은낭, 잇몸주머니
Gingival sulcus	이몸홈	치은열구, 잇몸고랑
Gingivectomy	이몸절제술	치은절제술
Gingivitis	이몸염, 치은염	치은염
Gingivoplasty	이몸성형술	치은성형술
Gums, gingiva	이몸, 치은	잇몸, 치은
Halitosis	입냄새, 입안냄새, 입내	구취
Handpiece	뚫개용손잡이	핸드피스
Hard tissue	굳은조직	경조직
Hardening accelerator	굳힘촉진제	경화촉진제
Impacted tooth	묻힌이	매복치
Impression (taking)	본, 본뜨기	본뜨기, 인상, 인상체득
Incisive foramen	앞이구멍	절치공, 앞니구멍
Incisive papilla	앞이의 꼭지, 문치유두	앞니유두, 절치유두, 문치유두
Individual tray	개인본틀	개인용트레이

영문용어	북한용어	남한용어
Inferior alveolar nerve	아래이틀신경	하치조신경
Interdental brush	이새솔, 이새치솔	치간칫솔
Interdental cleaning	이새닦기	치간세정
Interdental papilla	이몸유두, 이발사이이몸	치간유두, 잇몸유두
Junctional epithelium	부착상피	접합상피
Lateral incisor	둘째앞이	측절치
Lever	이발 들추개	지렛대
Macrodontia	큰이	거대치
Macroglossia	큰혀	거대설
Mandibular canal	아래턱뼈관	하악관
Maxilla	웃턱뼈(몸)	상악골
Maxillary sinusitis	웃턱뼈굴염	상악동염
Maxillofacial region	턱얼굴부위	악안면부
Molar	어금이	구치, 어금니
Mottled tooth	얼룩이발	반상치
Mouth mirror	이거울, 이발거울	구강경, 치경
Mouth respiration	입숨	구호흡, 입호흡
Mouthwash	입가심약	구강 양치액, 가글(비표준)
Normal occlusion	정상맞물기	정상교합
Occlusal force	맞무는 힘	교합력
Occlusal rest	저작면걸쇠	교합면 레스트
Occlusion	맞물기	교합
Olfactory nerve	냄새신경, 후각신경	후각신경
Open bite	벌려다물기	개방교합
Orthdontics	이발교정학, 구강교정학	치과교정학
Palatine process	입천장도드리	입천장돌기
Palatine suture	입천장물림	입천장봉합
Partial denture	토막틀이	국소의치
Paste	파스타	페이스트
Periodontal disease	이몸곪기, 치주병	치주병, 치주질환
Periodontal ligament	이뿌리막	치주인대, 치근막

영문용어	북한용어	남한용어
Periodontal pack	이몸붕대	치주포대, 치주붕대
Periodontitis	이뿌리막염, 치주염	치주염, 치근막염
Permanent teeth	간이	영구치, 간니
Porcelain	사기재	도재
Primary teeth	젖이	유치, 젖니
Pulp extirpation	이속빼기	발수, 치수제거
Pulp hyperemia	이속충혈	치수충혈
Pulpitis	이속염	치수염
Pulpotomy	이속짜르기	치수절단(술)
Radiation	쪼임, 방사, 복사	방사, 복사
Removable appliance	가철장치	가철성 장치
Resin	나무진	레진
Root amputation	이뿌리잘라내기	치근절제술
Root caries	이뿌리삭기	치근 우식
Rubber bowl	고무그릇	러버볼, 러버보울(비표준)
Scaler	이돌뜯개	치석제거기, 스케일러
Scaling	이돌떼기	치석제거, 스케일링
Second molar	둘째큰어금이	제2대구치
Second premolar	둘째작은어금이	제2소구치
Sequestrum	썩은 뼈	부골
Sialography	침샘조영촬영	타액선 조영술, 침샘조영술
Sickle scaler	낫형 이돌제거기, 낫형 치석제거기	시클 스케일러
Snaggletooth	뻐덩이, 뻐드렁이	뻐드렁니
Soft palate	무른입천장, 연구개	연구개
Stomatitis	입안염	구내염
Stripping	덧이발이새치기	인접면삭제
Sulcular epithelium	이몸홈상피	열구상피
Supragingival calculus	이몸우이돌	치은연상 치석
Survey line	최대팽륭부	최대풍융선, 최대풍융부
Suture	물림, 봉합	봉합

영문용어	북한용어	남한용어
Swallowing	삼키기	연하, 삼킴
Teeth	이발, 이	치아, 이빨
Temporary denture	림시틀이	임시의치
Third molar	막어금이	제3대구치
Titanium	티탄	티타늄
Tooth abrasion	이닳기	치아마모
Tooth alignment	이발 줄맞추기	치아배열
Tooth decay	산식증	치아부식증, 치아산식증
Tooth eruption	이나기	치아맹출
Tooth mobility	이흔들리기	치아동요
Tooth movement	이발이동	치아이동
Tooth rotation	이발회전	치아회전
Toothache	이발아픔, 이쏘기	치통
Toothbrush	치솔, 이솔	칫솔
Toothbrushing	이닦기, 양치질	칫솔질, 양치질
Toothpaste	이닦이약, 치약	치약
Tray	본틀	트레이
Trigeminal nerve	세가닥신경, 삼차신경	삼차신경
Ulcerative stomatitis	궤양성 입안염	궤양성 구내염
Undercut	우묵이	언더컷
Unit chair	구강과용의자	치과치료의자
Vallate papilla	고리모양 꼭지	성곽유두
Wisdom tooth	사랑이, 앙이(사투리)	사랑니
-	이목부결손증	치경부마모증
-	이뿌리관	치근관, 이뿌리관
-	이뿌리관봉쇄제	근관밀봉제
-	이틀뚝, 치조제	치조제
-	치주(이몸)주머니	치주낭(PD)
7) 한방과		
-	고려병원, 동의병원	한방병원
-	고려약, 동약, 동의약	한약

영문용어	북한용어	남한용어
-	고려의학, 동의학	한의학
-	고려치료과, 동의학과, 동의과	한의학과, 한방진료과
-	기러기기름	안방(기러기 기름)
-	길짱구씨	차전자(질경이씨)
-	뇌회	노회(臑會)
-	달임약, 탕약	탕약
-	담유(膽兪)	담수(膽腧)
-	려구(蠡溝)	여구蠡溝
-	렬결(列缺)	열결列缺
-	로궁(勞宮)	노궁勞宮
-	머리침료법	두침 치료
-	배유혈(背兪穴)	배수혈(背腧穴)
-	부항료	부항법, 부항요법
-	비유(脾兪)	비수(脾腧)
-	삼초유(三焦兪)	삼초수(三焦腧)
-	새삼씨	토사자(새삼씨)
-	생당쑥	인진(사철쑥)
-	석종유	석종유(돌고드름)
-	속썩은풀	황금(속서근풀), 속썩은풀
-	신주	천주(天柱)
-	위유(胃兪)	위수(胃腧)
-	패랭이꽃	구맥(패랭이꽃)
-	홰나무뿌리	괴근(회화나무 뿌리)
3. 약학		
1) 약물		
Amidone, methadone	아미돈	아미돈, 메타돈
Anhidrotics	땀멎이약	지한제
Anorectic agent	입맛 떨구는 약	식욕억제제
Antacid	위산누름약	제산제
Anti-arrhythmic agent	부정맥 치료약	항부정맥제

영문용어	북한용어	남한용어
Anticoagulant	혈액응고 방지약, 항응고제	항응고제
Antidote, detoxicant	독풀이약	해독약, 해독제
Antiemetics	게움멎이약, 제토제	진토제, 제토제
Antihistamine	탈감작제, 항히스타민약	항히스타민제
Antihypertensive drugs	혈압내림약	항고혈압제, 혈압강하제
Antipyretic drug	열내림약, 열내리기약, 해열약, 해열제	해열제
Antiseptic	방부소독약	방부제
Antiviral agent	비루스억제약, 항비루스약	항바이러스제
Broad-spectrum antibiotic	광폭항생제	광범위 항생제
Burn ointment	화상고약, 화상연고	화상연고
Capsule	교갑약, 교갑, 카프셀	캡슐, 캡슐제, 캅셀(비표준)
Cardiotonic agent	강심약, 강심제	강심제
Choleretic	열물내기약	이담제
Conservative solution	보존약	보존액
Disinfectant	균약, 살균제	살균제
Dispensation	약짓기	조제
Diuretics	오줌내기약, 리뇨제	이뇨제
Expectorant	가래삭임약, 가래약	거담제
Eye drops	방울눈약	점안제
Film coating	알약옷	필름 코팅
Gel	교제	겔제
Granule	싸락약	과립제
Hemopoietic	피만들기약, 조혈제	조혈제
Hemostatic	피멎이약, 지혈제	지혈제
Home medicines	가정약	가정상비약
Iodine tincture	옥도정기	소독용 요오드, 요오드팅크, 옥도정기
Lethal dose	죽는량, 죽임량	치사량
Lipid emulsion	기름젖제수액	지질유제

영문용어	북한용어	남한용어
Long acting drug	연효성 의약품제제, 연효성약, 연효성제제	지속성 의약품제제, 지속성약
Magnesium sulfate	류산 마그네시움	황산 마그네슘
Medicine for external use	거충약	외용약
Narcotic analgesic	마약성 아픔멎이약, 마약성 진통제	마약성 진통제
Ointment	무른고약	연고
Painkiller, Analgesics	아픔멎이약, 통증멎이약, 진통제	진통제
Patch	붙임약	패치제
Philopon, methamphetamine	삥두(중국어 冰毒bīngdú), 아이스/ 얼음(은어)	필로폰, 메스암페타민
Placebo	위안약, 대조약, 위약, 속임약	위약, 플라세보, 속임약
Plaster	된고약, 굳은고약, 범이반창고(비문화어)	첩부제, 파스, 경고(硬膏)
Pyretherapy	발열료법	발열요법
Ringer, medical fluid	땐디(중국어 点滴diǎndī), 링게르, 점적주사	링거, 수액, 링겔(비표준)
Sedatives	가라앉힘약, 진정약	진정제
Sleeping pill, hypnotic	잠약, 수면제	수면제
Smoking cessation aid	담배 떼기약	금연보조제
Subcutaneous injection	살가죽밑주사	피하주사
Sugar coating tablet	단알약, 사탕알약	당의정
Suppository	끼움약, 좌약	좌제, 좌약
Syrup	단물약, 시롭, 진단물	시럽, 시럽제
Troche	입안알약	트로키제
Tube	짜는 약	튜브형 약
Vaccine	왁찐, 예방약	백신
-	신약, 양약	양약
-	향기물약	방향수제

영문용어	북한용어	남한용어
2) 투약		
Air embolism	공기전색	공기색전, 공기전색
Ampule	암풀	앰플
Bevel	절단면, 주사침 자름면	사면, 바늘 끝 경사면
Blood concentration	피속농도	혈중농도
Central venous catheter	중심정맥 유도관	중심정맥관
Dosage	쓰는법	용량 용법
Efficacy effect	쓰는데	효능 효과
IV pole stand	뽈대, 점적대	폴대, 링거폴대, 수액걸이
Indication	알맞음증/적응증	적응증
Instillation	점적주사, 점적주입	점적주입
Medication	약쓰기, 투약	투약
Piston	나들개, 주사기 내통	주사기 내관
Plaster	붙임띠, 반창고	반창고
Sanitary cotton	위생솜	탈지면
Serum	피물, 혈청	혈청
Sign	수표, 서명	서명
Spike	주입침	도입침
Subcutaneous injection	피내주사, 살가죽밑주사	피하주사
Systemic reaction	온몸작용, 전신작용	전신작용
Tourniquet	동임띠, 구혈대, 지혈대	지혈대, 압박대
Vial	약병	바이알
3-way stopcock	삼방코크	쓰리웨이
-	약내는 곳, 투약구	투약구
-	접수구	원무과
4. 식품영양		
Ablactation	젖떼기, 리유	이유
Anorexia	입맛없기, 입맛잃기, 식욕부진	식욕부진
Baby food	젖떼기음식	이유식

영문용어	북한용어	남한용어
Basal Metabolic Rate(BMR)	기초대사률	기초대사율
Bulimia	게걸증, 탐식(증)	대식(증), 식욕항진
Cabbage	가두배추	양배추
Calcium	칼시움	칼슘
Fat	기름, 지방	지방
Fish cake	고기떡, 물고기떡	어묵
Food, clothing and shelter	식의주	의식주
Fried food	튀기, 튀김	튀김
Hamburger	고기겹빵	햄버거
Home remedy	민간료법, 토법	민간요법
Juice	과일단물	주스
K(kalium)	칼리움, 카리	칼륨, 포타슘
Leftover	깡지, 찌꺼기	찌꺼기
Liquid diet	묽은음식, 류동식	유동식
Lump sugar	각사탕	각설탕, 각사탕
Lunch box	곽밥	도시락
Mg(magnesium)	마그네시움	마그네슘
Na(natrium)	나트리움	나트륨, 소듐
P(phosphorus)	린	인
Potassium	칼리움	칼륨
Powdered milk	가루젖	분유
Sausage	고기순대	소시지
Soft Diet(SD)	반류동식	연식, 연질식사
Sulfate	류산	황산
-	곡상밥	고봉밥
5. 기본간호		
1) 활동과 운동		
Abdomen binder	배띠, 복대	복대
Bed sheet	백포, 하불, 침대보	침대시트, 침대보
Body mechanics	인체 생물력학	신체역학

영문용어	북한용어	남한용어
Buttock	엉덩이, 엉뎅이	엉덩이
Crutches	쌍지팽이, 짝다리, 짝지발, 짝지팽이	목발
Deep sleep	속잠, 굳잠	숙면
Energy	에네르기	에너지, 열량
Erect/standing position	바로 선 자세, 립위	직립위
Fowler's position	절반 앉은 자세	파울러씨 체위, 반좌위
Knee-chest position	무릎가슴 자세	슬흉위, 무릎가슴 자세
Lateral position	모로 누운 자세, 측와위	측위, 측와위
Prone position	엎드려 누운 자세, 복와위	복위, 복와위
Pump	뽐프	펌프
Pyretherapy	발열료법	발열요법
Sitting postion	앉은 자세, 좌위	좌위
Supine position	반듯이 누운 자세, 앙와위	앙와위
Tension	켕김도	긴장도
Trendelenburg position	골반을 높인 자세, 골반와위	트렌델렌버그 체위
Upper	우	위
Wheel chair	밀차, 삼륜차	휠체어
2) 위생과 안전		
Call bell	비상종	호출벨, 콜벨
Mask	얼굴가리개, 마스크	마스크
Mortality	죽는률	사망률
Opportunistic infection	조건기회적감염	기회감염
Oral care	입안위생, 구강위생	구강간호
Personal hygiene	개체위생, 개인위생	개인위생
Prevalence	병걸린률, 걸린률	유병률
Pyrexia	열나기, 발열	발열
Restraint	보호대	억제대, 보호대
Restroom	위생실	화장실
Sterilization	균죽이기, 살균	살균
Virus	비루스	바이러스

영문용어	북한용어	남한용어
3) 상처간호		
Alcohol swab(s)	소독솜, 알콜솜	소독솜, 알코올솜
Band-aid	빵디(중국어, 邦迪 bāngdí)	일회용밴드
Blood circulation	피돌기, 혈액순환	혈액순환
Circular bandage	덮어감기, 환행대	환행대
Cold application	랭각법	냉요법
Cotton balls	솜땀봉	코튼볼
Debridement	괴사조직 제거술	괴사조직 제거, 데브리망, 변연절제술
Dehiscence	렬개	열개
Drain	배농관	드레인, 배농관, 배출관
Figure-eight	손어겨감기, 8자대	팔자대법
Fistula	루공, 루	누관, 누공
Forceps	겸자	겸자, 섭자
Gauze	가제, 가제천, 약천	거즈
Spika bandage	밀이삭대	스파이카법
Spiral bandage	라선대, 타래감기	나선법
Spiral-reverse bandage	절전대, 꺾어감기	나선 절전법
Superficial	얕은, 표층의	표면의, 표재성
4) 검사와 건강사정		
ABO type	피형	혈액형
Air mask bag unit(Ambu)	숨주머니가 달린 인공호흡기	앰부
Ambulance	구급차	앰뷸런스, 구급차
Arrhythmia	부정맥, 심장조률장애	부정맥
Arterial Blood Gas Analysis(ABGA)	동맥피가스검사, 동맥혈가스검사	동맥혈가스검사
Blood coagulation	엉긴피, 응혈	응혈
Blood corpuscle	피알	혈구
Blood groups test	피형검사	혈액형검사
Blood sample	피뽑기	채혈
Blood transfusion	피넣기, 피보충, 수혈	수혈

영문용어	북한용어	남한용어
Body weight	몸질량, 몸무게	체중, 몸무게
Bone scan	뼈씬티그라피	뼈스캔
Brachial artery	상박동맥	상완동맥
Bradycardia	느린맥, 서맥	서맥
Bradypnea	느린 호흡	서호흡, 완서호흡
Chart	깔따(러시아어, карта), 병력서	병력서, 차트
Cholangiography	담도렌트겐검사	담도조영술
Chromosome	물들체, 염색체	염색체
Coagulation, clotting	엉겨굳기, 응고	응고
Contact lens	접촉안경, 접촉렌즈	콘택트렌즈
Cuff	혈압계 압박띠	혈압계 커프
Disease classification code	병류별분류표	질병분류코드
Disease code	질병번호	질병코드
Endotracheal tube	기관 카테테르	기관내관
Femoral artery	넙적다리동맥, 대퇴동맥	대퇴동맥
Fibrin Degradation Products(FDP)	섬유소분해산물	피브린분해산물, 섬유소분해산물
Flow sheet	동태 관찰표	상태 기록지
Heart	심장, 염통	심장
Hematocrit(Hct)	혈구용적비	헤마토크릿, 적혈구용적률
Hemoglobin	피색소, 혈색소	헤모글로빈, 혈색소
Hyperpyrexia	초고열(40.5도 이상)	고열, 이상고열
Hyperthermia	고열, 고체온	고체온
Hypothermia	저온	저체온
Immunotherapy	면역료법	면역치료법, 면역요법
Laboratory medicine	실험검사과	진단검사의학과
Nasal cannula	코카뉴레	비강 캐뉼라
Oxygen therapy	산소료법	산소요법
Percussion	두드림검사, 타검, 타진(법)	타검, 타진(법)

영문용어	북한용어	남한용어
Pleural friction rub	가슴마찰음, 륵막마찰음	늑막마찰음, 흉막마찰음
Progress record	병력서	경과기록지
Pulse oximeter	산소포화도 감시장치	맥박산소측정기
Radiation protector	방사선보호수단	방사선 방어용 보호구
Radiology	렌트겐과	방사선과 영상의학과
Red blood cell	붉은피알	적혈구
Sign language	손가락말, 손짓말	수화
Sputum cytology	가래세포진	객담세포검사
Tachycardia	잦은맥, 빈맥, 빈박	빈맥
Telemedicine	원격의료봉사, 먼거리의료봉사	원격진료
Tidal Volume(TV)	1회환기량, 1회호흡기량	1회 호흡량
Vital sign	생명지표	생명징후, 활력징후
X-ray	렌트겐 선	엑스레이
5) 증상		
Back pain	허리아픔	요통
Convulsion	떨기, 경련	경련
Crackle, rale	라음, 라쎌, 수포음	수포음, 악설음, 나음
Dyspnea	숨가쁨, 호흡곤난	호흡곤란
Menstrual irregularity	달거리 불순, 생리불순	생리불순
Myospasm	근경련, 가드러들기	근연축, 근경련
Nasal mucus	콧물	콧물, 비루
Pain	아픔, 통증	통증
Phantom pain	환상아픔	환상통, 헛통증
Somatization symptom	심신통, 심신증, 심신질환	신체화 증상
6) 증상/상태 표현		
Be treated	병 보다	진료받다, 치료받다
Bloated	트직하다(사투리)	더부룩하다
Bump against	타박 받다	부딪치다, 구타당하다, 맞았다
Diet	몸까기하다, 살까기하다	다이어트하다

영문용어	북한용어	남한용어
Dyspepsia	속이 밀리다	소화가 안 된다
Faint	까무러치다, 거꾸러지다, 번져지다(사투리)	까무러치다, 거꾸러지다
For no reason	매나니	이유 없이, 괜히
Hyperemia of conjunctiva	눈이 피지다(사투리)	눈이 충혈되다
It's ok	일 없습네다	괜찮습니다
Lethargic	무맥하다, 무기력하다	무기력하다, 무맥하다
Lose one's mind	얼(이) 치다	정신을 잃다, 얼떨떨해지다
Malnutrition	영양이 감소하다	영양이 부족하다
Motion sickness	훌럭훌럭하다 (사전풀이: 혀나 손길, 불길 같은 것이 늘름거리며 마구 휘젓는 모양)	멀미하다, 울렁거리다
Muscle cramps	자개바람이 든다	쥐가 나서 근육이 곧아진다, 자개바람이 나다
Nausea	속이 올리다	속이 메슥거린다
No drug effect	약이 알리지 않는다	약 효과가 없다
Numbness	자리다	저리다, 자리다
Pain	통세 나다	통증이 있다, 아프다, 통세나다
Relax	시름 놓다	걱정을 내려놓다
Sick	바쁘다	힘들다, 아프다
Skinny	몸이 까다, 까지다	몸이 야위다, 살이 빠지다
Sluggishly	니얼니얼하다, 느글느글하다	느글느글하다
Sprain	풀치다, 씻끗하다(비문화어)	삐다, 접질리다
Stay up all night	밤을 패다	밤을 새우다, 밤을 패다
Stylish	양간하다	세련되고 맵시가 있다, 양간하다
Twist	탈리다	꼬이다, 탈리다
Uncomfortable	부디사다(사투리)	거북하다

영문용어	북한용어	남한용어
Unpleasant	기분(이) 없다 (사전풀이: 의기가 가라앉고 흥/의욕이 없다)	기운 없다, 기분이 나쁘다
Weakness	배들배들하다	앓거나 허약하여 기력이 없다
-	살 아끼다, 몸 아끼다	엄살이 심하다
-	쌀쌀하다 (예. 쌀쌀하게 아프다)	조금 배고프면서 아프다 (사전풀이: 속이 비어 약간 쓰린 듯이)
-	쏘다	찌르고 쑤시듯 아프다
-	쓰겁다(예. 입이 쓰겁다)	쓴 맛이 있다
-	차극	차도, 병이 나아지는 정도
-	켕기다 (사전풀이: 몸의 어떤 부분의 힘살이 빳빳하게 당기는 것처럼 결리다)	결리다

- 남한용어는 표준국어대사전, 북한용어는 문영호 외(2007), 조선말대사전, 사회과학출판사를 참고함.
- 비공식어: 사전 뜻풀이에는 없는 방식으로 사용하는 용어를 의미함.

참고문헌

국립국어원, 표준국어대사전, https://stdict.korean.go.kr/main/main.do

국립암센터 집필부 (2020). 북한이탈주민을 통해 본 남북한 질병언어 소통사례집 (2020). 국립암센터, 통일부.

김영훈 (2019). 남북의료통합을 위한 준비: 남북의학용어사전 편찬사업. Journal of the Korean Medical Association, 62(10), 506-511.

김영훈 외 (2020). 남북의료용어집(내과분야)발간연구. 건강보험심사평가원, 고려대학교.

김희숙 외 (2018). 통일과 건강간호. 현문사.

겨레말큰사전 남북공동편찬사업회 올림말부 (2019). 한눈에 들어오는 남북생활용어 2. 맵씨터.

겨레말큰사전 남북공동편찬사업회 집필부 (2019). 한눈에 들어오는 남북어휘의미·용법. 맵씨터.

통일보건의료학회 추계학술대회 (2019). 생명을 살리는 소통, 남북보건의료 용어통일을 위한 준비. 통일보건의료학회, 남북보건의료교육재단, 고려대학교통일보건의학협동과정.

대한의사협회 (1996). 남북한의학용어. 아카데미아.

문영호 외 (2007). 조선말대사전. 사회과학출판사.

북한정보포털(조선대백과사전,북한용어사전,남북한언어비교,북한어), https://nkinfo.unikorea.go.kr/kp/term/skNkLangCompare.do

전우택, 김신곤, 김희숙 외 34인 (2021). 한반도 건강공동체 준비 제2판. 박영사.

지상민 (2020). 북한이탈여성의 의료이용 경험 사례연구. 이화여자대학교 대학원 석사학위논문.

전정희, 김건희, 오승진 (2018). 남북한 간호학용어집. 대한간호협회 출판부.

남한 의료인과 북한이탈주민의 의료 의사소통
– 남북한 의료소통을 위한 지침서 –

초판발행 2022년 3월 10일

지은이 김희숙·김성해·서임선·유수영·김지은·김옥심·양수경·전진용·조미경
펴낸이 안종만·안상준

편 집 박송이
기획/마케팅 정연환
디자인 BEN STORY
제 작 고철민·조영환

펴낸곳 (주) 박영사
서울특별시 금천구 가산디지털2로 53, 210호(가산동, 한라시그마밸리)
등록 1959.3.11. 제300-1959-1호(倫)
전 화 02)733-6771
f a x 02)736-4818
e-mail pys@pybook.co.kr
homepage www.pybook.co.kr
ISBN 979-11-303-1256-9 93510

정 가 13,000원